Développer sa résilience

Comment faire face aux chocs de la vie

Groupe Eyrolles
61, bd Saint-Germain
75240 Paris Cedex 05

www.editions-eyrolles.com

Titre original : *La Vie est injuste : tant pis !* de Alain Samson

Du même auteur :

SAMSON Alain,

La chance tu provoqueras, Eyrolles, 2008.

Pourquoi travaillez-vous ?, Éditions Transcontinental, 2007.

Vivre consciemment : ne vous laissez plus manipuler !, Québécor, 2006.

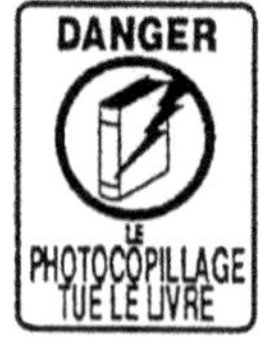

ISBN : 978-2-212-54146-5

Alain Samson

Développer sa résilience

Comment faire face aux chocs de la vie

EYROLLES

Dans la même collection, chez le même éditeur :

Juliette Allais, *La psychogénéalogie*

Juliette Allais, *Au cœur des secrets de famille*

Valérie Bergère, *Moi ? Susceptible ? Jamais !*

Sophie Cadalen, *Inventer son couple*

Christophe Carré, *La manipulation au quotidien*

Marie-Joseph Chalvin, *L'estime de soi*

Michèle Declerck, *Le malade malgré lui*

Ann Demarais, Valerie White, *C'est la première impression qui compte*

Jacques Hillion, Ifan Elix, *Passer à l'action*

Lorne Ladner, *Le bonheur passe par les autres*

Lubomir Lamy, *L'amour ne doit rien au hasard*

Dr. Martin M. Antony, Dr. Richard P. Swinson, *Timide ? Ne laissez plus la peur des autres vous gâcher la vie*

Virginie Megglé, *Couper le cordon*

Virginie Megglé, *Face à l'anorexie*

Virginie Megglé, *Entre mère et fils*

Ron et Pat Potter-Efron, *Que dit votre colère ?*

Patrick Ange Raoult, *Guérir de ses blessures adolescentes*

Alain Samson, *La chance tu provoqueras*

Dans la série « Les chemins de l'inconscient », dirigée par Saverio Tomasella :

Saverio Tomasella, *Oser s'aimer*

Catherine Podguszer, Saverio Tomasella, *Personne n'est parfait !*

Christine Hardy, Laurence Schifrine, Saverio Tomasella, *Habiter son corps*

Gilles Pho, Saverio Tomasella, *Vivre en relation*

Martine Mingant, *Vivre pleinement l'instant*

Table des matières

Introduction

« Ce qui ne nous tue pas nous rend plus fort. »
Nietzsche.

En 2000, au Québec, un policier s'est suicidé après avoir dépensé le dernier dollar d'une somme de 1 200 dollars (800 euros environ) qui devait être versée à la fondation Rêves d'enfants. Avant de se transpercer le cœur d'une balle, l'homme de trente-quatre ans avait pris le temps d'écrire une lettre dans laquelle il affirmait : « Quand j'étais petit, je ne croyais pas que le jeu pouvait être dangereux, mais croyez-moi, ça l'est. » Au moment de presser sur la gâchette, il a jugé que sa vie ne valait pas 800 euros.

En 2003, à Saint-Hyacinthe, un directeur de centre hospitalier s'est suicidé après que les médias ont révélé, preuve à l'appui, que certains de ses employés avaient des comportements irrespectueux à l'égard des bénéficiaires. Il n'a pas pu supporter le regard critique du public et le faible pouvoir qu'un directeur d'établissement possède réellement.

Le 22 juillet 1972, John Callahan était complètement saoul mais, à cause de son état, il avait justement choisi de ne pas conduire. C'est

Dexter, un de ses amis, qui a pris le volant à sa place. Dexter, cependant, était tout aussi saoul que John et, l'erreur étant humaine, au moment de sortir de la cour du bar où ils s'étaient arrêtés prendre un autre verre, il a confondu un pylône électrique et l'accès à l'autoroute. L'accident fut terrible.

En se réveillant, John a appris avec soulagement que Dexter n'avait subi que des blessures mineures. Quelques jours plus tard, John a appris que, désormais, il était lui-même tétraplégique. Il ne se déplacerait plus qu'en fauteuil roulant. Une couche et un sac de colostomie lui serviraient de toilette pour le reste de ses jours et il serait dépendant des autres à vie. À ce moment-là, la nouvelle ne l'a pas trop ébranlé. Il était trop drogué pour réaliser ce qu'on venait de lui dire.

Un peu plus tard, ne sachant que faire de son temps, John s'est remis à sa passion d'enfance : le dessin. Tenant son crayon d'une main, serrant les doigts de l'autre, il a entrepris de se bâtir une carrière. Aujourd'hui, sa série de dessins animés (« Quads ! ») est diffusée un peu partout dans le monde et John est engagé dans la lutte pour les droits des handicapés.

Les gens n'ont pas tous la même réaction face aux drames qu'ils vivent. Certains se reprennent en main, tandis que d'autres sont anéantis. Pourquoi ?

En avril 1991, Corinne a perdu son époux à la suite d'un accident vasculaire cérébral (AVC). Dès ce moment, elle s'est cloîtrée chez elle. Elle a conservé, dans son salon, une plaque qui avait accompagné un bouquet de fleurs reçu au funérarium. Sur la plaque était inscrit le message suivant : « Je quitte ceux que j'aime pour retrouver ceux que j'ai aimés ». Cinq mois plus tard, Corinne est décédée à son tour du même type d'AVC. Elle ne pouvait pas vivre sans son conjoint décédé.

En 1992, le petit ami de Vicky, une adolescente de 17 ans, s'est tué dans un accident de voiture. Trois semaines plus tard, Vicky s'est pendue en l'absence de ses parents. Quand ceux-ci sont rentrés à la maison, des flèches, disposées à partir de l'entrée de la maison, les ont amenés jusqu'au corps de leur fille. Dans la pièce où ils ont fait la macabre découverte, une chanson de Michel Sardou jouait en continu (« Mes chers parents, je pars… Je vous aime mais je pars… Vous n'aurez plus d'enfant ce soir… »). À la suite de la mort de son petit ami, Vicky n'arrivait plus à se raccrocher à la vie.

En 1980, un homme qui avait déjà été condamné pour conduite avec facultés affaiblies a heurté mortellement la jeune Cari Lightner, qui se rendait au carnaval de son école après une partie de softball. En réaction à la mort de sa fille, la mère de Cari et une autre mère ayant vécu la même épreuve, Cindy Lamb, ont fondé *Mothers Against Drunk Driving* (MADD), un organisme qui compte maintenant plus de 900 filiales dans le monde et qui a poussé de nombreux gouvernements à modifier les lois relatives à la conduite en état d'ébriété.

Les gens ne réagissent pas de la même manière à la perte d'un être cher. Certains se relèvent et d'autres se laissent aller.

Le 28 août 2003, Salvador Tapia s'est présenté chez l'employeur qui l'avait mis à pied six mois plus tôt pour tuer six de ses anciens collègues. Quelques heures plus tard, Salvador Tapia, 36 ans, a été abattu par des policiers au cours d'une fusillade. Il n'avait jamais accepté son licenciement.

Le 4 décembre 1967, Jean Charpentier a perdu à la fois son emploi, son patrimoine et sa résidence familiale dans l'incendie de son commerce de meubles, qui laissait la famille en état de faillite technique. Quelques jours plus tard, il a acheté (à crédit) un terrain situé près des décombres, a emprunté un petit peu d'argent à droite et à gauche puis a convaincu certains de ses fournisseurs de l'épauler. L'entreprise a toujours pignon sur rue aujourd'hui.

Les gens ne réagissent pas tous de la même manière à une perte d'emploi. Certains reprennent leur vie en main, tandis que d'autres sombrent.

Le 20 juin 1974, Louisette, une élève de l'école secondaire Marie-Rivier, participait au gala annuel de son école. Pendant sa prestation, sa flûte traversière a émis deux notes discordantes qui ont attiré les rires et les sifflets de la salle. Ce soir-là, Louisette a lentement nettoyé sa flûte et l'a serrée dans son étui. Elle n'a jamais rejoué. Elle n'a jamais tenté d'apprendre à jouer d'un autre instrument par la suite. En réalité, elle n'a jamais rien tenté depuis. Même plus tard, quand les hommes l'on invitée à danser, elle répondait avec un sourire gêné qu'elle n'était pas douée.

Le même mois, Marc, un élève de l'école secondaire Jean-Raimbault, faisait un monologue au gala Méritas de son école et connaissait un flop retentissant. Les gags n'étaient pas appropriés au public et le timing était mauvais. En rentrant chez lui ce soir-là, Marc a tenté de comprendre ce qui n'avait pas fonctionné. Le lendemain, il s'est inscrit comme participant aux Semaines culturelles du Centre-du-Québec et y a offert une version améliorée de son numéro.

Les gens ne réagissent pas tous de la même manière à un flop. Pour certains, il constitue une occasion de s'améliorer. Pour d'autres, c'est la preuve qu'il faut tout arrêter.

Nous ne deviendrons pas tous tétraplégiques comme John Callahan, nous ne verrons pas tous nos enfants nous précéder dans la mort et tous nos copains ne mourront pas à un jeune âge dans un accident d'automobile. Chacun de ces drames peut nous donner l'impression que la vie est injuste et qu'elle frappe au hasard.

Cela dit, chacun de nous aura, dans sa vie, à faire face à des drames, à des crises majeures. Certains les vivront dans leur jeunesse, d'autres, plus tard. Nous sommes tous appelés à vivre au minimum une crise majeure.

Certains en ressortent plus forts, d'autres sombrent dans un sentiment d'impuissance qui les engloutit peu à peu. Certains en tirent de grandes leçons, tandis que d'autres sont incapables d'y faire face. Qu'est-ce qui différencie ceux qui survivent, ceux qui rebondissent de ceux qui sombrent ou qui se laissent mourir ? La résilience.

Consultez un dictionnaire, vous noterez que le mot « résilience » se rapporte aux matériaux. C'est une caractéristique mécanique qui définit leur résistance aux chocs. Les métaux qui ont une faible résilience cassent au premier coup, tandis que ceux qui affichent une grande résilience absorbent les chocs importants en se déformant puis en reprenant leur forme initiale. La même caractéristique s'applique aux humains. Certaines personnes supportent les chocs, alors que d'autres s'écroulent au premier ennui, à la première crise.

Des gens résilients ont été analysés sous toutes les coutures. On a par exemple tenté de comprendre pourquoi certains étaient sortis vivants des camps de concentration, tandis que d'autres, résignés, s'étaient laissés mourir. On a tenté de comprendre pourquoi certaines personnes qui ont tout pour elles (physique agréable, milieu aisé, etc.) sombrent dans la dépression, alors que d'autres ayant grandi dans des milieux défavorisés et souffrant d'un handicap important démontrent un goût de vivre certain et éprouvent du plaisir chaque jour.

Ce qui ressort de ces études est surprenant : les personnes résilientes ne sont pas spéciales. Elles ne possèdent pas un gène unique. Elles ne sont pas plus intelligentes ni plus soutenues par leur milieu que les personnes qui s'effondrent aux premiers caprices du destin. Elles ont simplement décidé de ne pas se percevoir comme des victimes et ont développé des habitudes qui leur permettent de tirer le maximum des situations qu'elles vivent, qu'elles soient désagréables ou agréables.

Ces habitudes sont à votre portée. Dans cet ouvrage, je vous présente les dix clés de la résilience. Il est probable que vous en déteniez déjà quelques-unes ; il vous reste à acquérir les autres. Quand vous y serez parvenu, vous gagnerez sur plusieurs points.

- Vous serez moins tenté de vous apitoyer sur votre sort. Face à un mauvais coup du destin, plutôt que de vous plaindre du fait que la vie puisse être injuste et que vous ne méritez pas ce que vous vivez, vous chercherez à découvrir ce que vous pouvez faire pour aller de l'avant.
- Vous retrouverez plus facilement votre équilibre. Vous prendrez moins de temps à redevenir vous-même quand un événement déstabilisant vous jettera momentanément par terre. Vous vous remettrez en selle plus rapidement.
- Vous augmenterez votre espérance de vie. Votre longévité est intimement liée à la manière dont vous pensez et à la façon dont vous réagissez. En adoptant les habitudes présentées ici, vous pouvez espérer vivre plus longtemps.
- Vous regarderez l'avenir avec optimisme. Vous craindrez moins ce que le destin vous prépare. Vous serez davantage en mesure d'apprécier les bons moments de la vie parce que vous n'entendrez plus cette petite voix qui dit que lorsque ça va bien, c'est qu'il y a sûrement quelque chose de grave qui se prépare.

Bref, tout ce que vous avez à faire, c'est de développer de nouvelles habitudes. Ce ne sera pas toujours facile mais, croyez-moi, vous ne le regretterez pas.

Chapitre

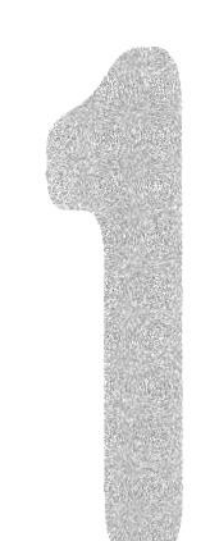

Mettez-vous à l'écoute de ce que vous ressentez

« C'est quand une pensée surgit qu'il faut s'en occuper, pas quand les émotions sont devenues incontrôlables. (Il faut maîtriser l'étincelle, sinon que faire lorsque la forêt tout entière est en flammes ?) »

Jean-François Revel.

La majorité des gens que vous croisez chaque jour seraient incapables de vous dire ce qu'ils ressentent si vous le leur demandiez. Ce n'est pas vraiment étonnant : ils ont souvent grandi dans des milieux où on leur interdisait d'entrer en contact avec leurs émotions.

Mélanie, angoissée par les films catastrophe de son enfance

Au moment de monter dans l'avion qui la mène vers ses premières vacances à Cuba, Mélanie est réticente. Elle se rappelle les films catastrophe qui ont baigné son enfance et elle craint un crash. Son père la regarde et, du haut de ses 1,80 m, lui « explique » qu'elle n'a pas peur et qu'il faut avancer. Mélanie se questionne alors sur son état d'esprit : a-t-elle peur ou non ? Son père, qui a généralement raison, lui dit que ce n'est pas le cas. Mélanie choisit donc d'ignorer ce qu'elle ressent.

Plus de peur que de mal

Alors qu'il se promène avec ses parents, Julien trébuche et s'érafle le genou. Dès qu'il se met à pleurer, sa mère lui indique qu'il n'a pas mal et qu'il faut reprendre la route. Julien se demande pourquoi il ressent de la douleur s'il n'a pas vraiment mal.

Le goût du risque

Après une journée de shopping, Marine se rend dans un fast-food avec sa mère. Elle commence par demander un cornet de crème glacée molle au chocolat, mais sa mère intervient et lui rappelle que ce qu'elle préfère, c'est une dure à la vanille. Marine se dit alors que sa mère a probablement raison.

Dans ces exemples, trois enfants ont appris à se déconnecter de leurs émotions. Mélanie a appris à refouler sa peur, Julien à nier sa douleur et Marine à ne pas se fier à elle-même pour déterminer quels sont ses véritables goûts. Les parents de ces enfants leur ont-ils rendu service ?

Nos émotions devraient nous servir de radar. Si nous perdons le contact avec ce que nous ressentons vraiment, si nous ignorons notre vie intérieure, nous nous privons d'une information essentielle à notre survie en société. Dans ce chapitre, nous ferons un survol des émotions de base et de ce qui les fait naître. Petit conseil : ne sautez pas ces pages pour la simple raison que leur contenu vous semble évident. Certains des concepts présentés ici vous seront très utiles d'ici la fin de ce chapitre.

Avant de continuer votre lecture, faites une petite pause. Comment vous sentez-vous en ce moment-même ? Intéressé ? Ennuyé ? Intrigué ? En colère ? Trouvez-vous que cette question n'a aucune valeur ? Vous dites-vous que vous prêter à cet exercice ne vous rapporte rien ? Craignez-vous de ne pas trouver les mots qui exprimeraient exactement votre état d'esprit ? Sur une feuille, notez vos émotions actuelles et les raisons probables pour lesquelles ces émotions se sont esquissées une place dans votre conscience. Je vous donne quelques exemples de l'effort que j'attends de vous.

Que ressentez-vous en ce moment ?

Je suis très énervé ☐

Il y a une demi-heure, Marie m'a encore appelé en pleurant pour me raconter ses déboires amoureux avec Paul. C'est la troisième fois cette semaine !

Je suis emballé ☐

On dirait que je suis enfin tombé sur un livre qui va m'aider à mieux comprendre pourquoi je fais toujours les mêmes erreurs.

Je me sens floué ☐

Je pensais que ce livre me rapporterait facilement de l'argent et je me rends compte qu'il exige des efforts. C'est pénible !

Alors, quelles émotions ressentez-vous maintenant ? Prenez tout votre temps.

Les principales émotions

Une émotion, c'est une réaction psychologique que l'humain ressent par rapport à ce qu'il perçoit, tant du point de vue intérieur (son imagination ou son interprétation des événements) qu'extérieur (ce qui se passe autour de lui). Selon le cas, l'émotion peut être douce ou vive, positive ou négative.

Les émotions que vous ressentez sont personnelles. Deux personnes vivant la même situation ne ressentiront pas nécessairement les mêmes émotions, parce qu'elles l'interpréteront différemment. Elles constituent un des premiers facteurs qui permettent de différencier les battants (c'est-à-dire les personnes énergiques et combatives) des victimes.

L'intérêt

Certaines choses vous intéressent, d'autres moins. Vous pouvez mourir d'envie d'assister à un spectacle, mais vous n'éprouvez aucun intérêt à l'idée d'assister à un cours. L'intérêt naît quand vous entrevoyez la possibilité de combler un besoin que vous ressentez consciemment.

Selon votre intérêt du moment devant un stimulus, vous ressentirez de l'ennui, de l'indifférence, de la curiosité, de la fascination, de l'enthousiasme ou de l'excitation. Par exemple, quel serait votre intérêt à l'égard d'un manuel scolaire, si votre examen final a lieu demain ou si vous l'avez passé il y a six mois ?

Une bonne manière de mieux vous connaître consiste à vous questionner sur votre intérêt du moment. Si un sujet vous intéresse, demandez-vous quel besoin une meilleure connaissance de celui-ci vous permettrait de combler. Écoutons Marie : « J'ai développé de l'intérêt pour les romans de Paulo Coelho quand j'ai appris que c'était l'auteur favori d'un collègue pour qui j'ai le béguin. » Si l'œuvre cinématographique de Tim Burton vous intéresse soudainement, demandez-vous ce qui a provoqué ce nouvel état d'esprit.

L'intérêt constitue une émotion puissante qui vous permet de mieux comprendre et d'appréhender le monde qui vous entoure. Un être humain sain est quelqu'un d'intéressé par son environnement.

Le plaisir

Selon les événements et la compréhension que vous en avez, vous éprouvez du plaisir ou non. Par exemple, une certaine catégorie de gens aiment voir des individus souffrir, tandis que de telles scènes répugnent d'autres personnes. Le plaisir est une émotion personnelle. Poussé à l'extrême, le plaisir vous fait ressentir de la joie et, à ce moment-là, vous avez l'impression que rien ne pourrait venir briser ce sentiment si puissant.

Selon votre degré de plaisir du moment, vous ressentirez une émotion entre la satisfaction et l'extase. Le plaisir naît lorsqu'un de vos besoins vient d'être comblé. Le plaisir constitue une émotion forte qui vous pousse à répéter les comportements qui ont été récompensés par le passé.

Qu'est-ce qui déclenche le plaisir chez vous ? Un compliment d'une personne que vous appréciez ? Le fait de vous offrir une grasse matinée le dimanche ? La déconfiture de Martha Stewart ou l'arrestation de Michael Jackson ? Nous avons tous nos propres sources de plaisir.

La surprise

La surprise survient quand un événement imprévu vous déstabilise et que, pendant un moment, vous vous demandez comment réagir. Si vous jugez que cet événement n'est pas très important ou, au contraire, si vous pensez qu'il met votre vie en péril, vous réagirez différemment.

La surprise est également une émotion dont l'intensité peut varier de manière significative. Selon les différents cas de figure, vous vous sentirez blasé, indifférent, étonné ou impressionné.

- Au retour du spectacle amateur d'une collègue de travail : « Je n'aurais jamais pensé qu'elle soit aussi douée. C'est étonnant ! »
- Après l'écoute d'un disque : « Je n'avais jamais été attiré par Jean Leloup. Son image me rebutait. Mais, l'écoute de *La vallée des réputations* m'a littéralement transporté. »

La honte

La honte naît quand votre estime personnelle baisse d'un cran à la suite d'une comparaison malheureuse avec une autre personne.

Cela peut arriver quand vous vous retrouvez face à un groupe (vous jouez dans une pièce de théâtre et oubliez votre texte, ce qui déclenche aussitôt l'hilarité générale) ou lorsque vous êtes seul (vous remarquez que votre voisin a maintenant une piscine, ce qui vous rappelle que vous n'avez pas les moyens d'en avoir une). Dans les cas extrêmes, la honte devient une humiliation et elle pousse l'individu qui la ressent à s'isoler, à fuir les regards du public.

La colère

La colère survient quand vous avez l'impression d'être brimé. Par exemple, si une personne ouvre votre courrier, vous pouvez sentir la colère monter en vous parce qu'elle n'a pas respecté votre vie privée. Dans certaines situations, la colère devient rage ou furie. Dans les cas plus doux, elle devient irritation ou ennui. Nous vivons à une époque où la colère est de plus en plus fréquente. Par exemple, je rencontre régulièrement des commerçants qui me disent que la moutarde monte au nez de leurs clients plus rapidement qu'avant, au point que plusieurs s'énervent sans raison.

La culpabilité

Tandis que la colère naît quand une personne vous brime, la culpabilité apparaît lorsque vous vous rendez compte que vous avez brimé une autre personne ou que vous songez à le faire. En un sens, la culpabilité, si elle est ressentie avant le geste, vous aide à mieux vous comporter en public et vous met à l'abri de la honte que vous ressentiriez si vous commettiez ce geste. Cette émotion, tant qu'elle demeure fonctionnelle, vous protège et vous permet de conserver votre statut dans la société.

« Le caissier avait oublié de me facturer un des articles. Pendant un instant, j'ai pensé ne rien dire. C'est alors que j'ai ressenti de la culpabilité. »

« Mon fils a déclaré faillite la semaine dernière. Je me sens coupable depuis, mais j'ignore pourquoi. C'est pourtant lui qui a autant gonflé ses cartes de crédit. »

La peur

La peur apparaît quand une menace prochaine s'impose dans votre esprit. Poussée à son paroxysme, la peur devient terreur et, à ce moment-là, elle vous immobilise. Dans sa forme plus légère, elle vous fait ressentir de la nervosité, voire de l'anxiété.

La peur a pour but de vous protéger. Elle vous amène à faire face à la menace pressentie ou vous encourage à l'éviter. Par exemple, si vous n'aviez pas peur d'avoir un accident, vous ne jetteriez même pas un coup d'œil à la circulation avant de traverser la rue. La crainte d'un accident vous amène à être plus prudent. La peur est une émotion qui vous protège des dangers potentiels présents dans votre environnement.

La tristesse

La tristesse s'empare de vous quand vous ressentez une perte. Lorsqu'il est fonctionnel, ce sentiment vous permet de vous ajuster à cette perte. Poussée à l' extrême, la tristesse devient tourment et dépression. À ce moment-là, elle pousse la personne à la passivité et déclenche chez elle un sentiment d'impuissance.

Selon les personnalités, les mêmes événements ne provoquent pas toujours le même sentiment. Par exemple, une personne ressentira une profonde tristesse en apprenant que son conjoint la trompe, alors qu'une autre sera terriblement en colère. Cela dépend de l'interprétation que la personne fait de l'événement.

Le dégoût

Vous ressentez du dégoût lorsque quelque chose vous repousse ou vous incite à vous éloigner. Tant qu'elle demeure fonctionnelle, cette émotion vous permet de réduire votre stress et vous maintient dans un environnement agréable.

Ces émotions sont constamment présentes en vous et fluctuent en intensité tout au long de la journée. Elles peuvent même se recouper pour créer d'autres émotions. Ainsi, si vous ressentez à la fois de la colère et du dégoût envers une personne, vous éprouvez du mépris. La présence simultanée de colère et de honte résulte en jalousie (ou en envie), tandis qu'un mélange de honte et de tristesse aboutit à l'impuissance.

Vous êtes un magma d'émotions qui changent tout au long de la journée en fonction des événements et de votre dialogue intérieur. Les personnes résilientes sont conscientes des émotions qu'elles ressentent et sont en mesure de les valider. Les personnes qui ne le sont pas se laissent envahir par des émotions dont l'intensité n'a pas de rapport avec la réalité. Voici trois exemples.

Peur panique

Mireille jette un coup d'œil à l'horloge et se rend compte que les enfants sont en retard. Ils rentrent généralement de l'école à 15 h 45 et il est maintenant 15 h 50. Un déclic se produit alors en elle et un film se déroule devant ses yeux. Ils ont été enlevés par un maniaque sexuel pervers et dangereux ! Elle imagine les sévices que subissent ses enfants et se laisse choir sur sa chaise, en pleurs. C'est ainsi que ses enfants la trouvent à leur retour de l'école, à 15 h 53.

Un nœud dans la gorge

Pierre doit faire une courte présentation au cours de laquelle il traitera de sa stratégie pour conquérir un client potentiel. Quelques minutes avant de prendre la parole, il commence à sentir sa gorge qui se noue. Son cœur bat à toute vitesse, ses tempes se couvrent de sueur. Il sent son visage s'empourprer. « Que se passera-t-il si ma présentation n'est pas satisfaisante ? s'interroge-t-il. Je vais perdre mon emploi. Je vais me retrouver dans la rue. Mes enfants ne me parleront plus. Je deviendrai une épave. » Pierre ressent alors une vive angoisse.

Retardataire

Ce matin, Louis s'est réveillé en retard. En se rendant compte qu'il arriverait au bureau vingt minutes après l'heure d'arrivée normale, il a ressenti un mélange de honte et de tristesse. « À quoi bon me rendre au travail ? s'est-il dit. Je vais être mis à pied. Autant me recoucher. » Louis a alors replongé dans son lit, complètement découragé et persuadé qu'il ne ferait jamais rien de bon dans la vie.

Le tableau de la page suivante permet de résumer ce que nous venons de voir. Vous pourrez y lier chacune des émotions de base à sa cause probable.

Remarquez le nombre de fois où le mot « perception » est utilisé dans ce tableau. Rappelez-vous que les émotions sont personnelles et sont davantage basées sur votre conception des événements que sur une réalité objective. Quand cet écart entre la réalité et votre perception devient trop important vous vous retrouvez paralysé et vous sentez impuissant. Mireille n'a pas songé un instant à partir à la recherche de ses enfants. Désespéré, Louis ne s'est même pas donné la peine d'aller au travail. Pierre s'apprête, dans les prochaines minutes, à réaliser la pire présentation de sa carrière.

Pourtant, les émotions peuvent constituer un outil précieux qui vous permet de vous dépasser et de vous réaliser dans la vie. Le tableau qui suit présente les bénéfices que peuvent rapporter les émotions quand votre perception d'une situation se rapproche de la réalité.

Émotion	**Cause probable**
Intérêt	Perception de la possibilité de combler un besoin.
Plaisir	Satisfaction d'un besoin.
Surprise	Déstabilisation causée par un événement imprévu.
Honte	Baisse de l'estime personnelle causée par une comparaison avec une autre personne.
Colère	Sentiment d'être brimé.
Culpabilité	Perception d'avoir brimé quelqu'un (ou d'être sur le point de).
Peur	Perception d'une menace imminente.
Tristesse	Perception d'une perte.
Dégoût	Perception d'un événement ou d'un objet très désagréable.

Au fil de l'histoire humaine, les individus qui ont écouté leurs émotions sont ceux qui ont été le plus en mesure de survivre. Ils nous ont donc transmis leurs gènes. Les autres n'ont pas été capables de s'adapter à leur environnement et ont péri avant de pouvoir assurer leur descendance.

Par exemple, l'homme préhistorique qui se retrouvait devant une panthère affamée et qui ressentait la peur avait bien plus de chances de survivre que celui qui ne ressentait pas cette émotion. De même, l'individu capable de ressentir de la surprise était plus en mesure de faire face aux changements survenant dans son environnement. Les émotions basées sur la réalité nous permettent de mieux faire face à notre environnement.

Devenir plus résilient exige de viser la meilleure adéquation possible entre le monde réel et le monde tel qu'on le perçoit. Pour ce faire, il faut être à l'écoute de ses émotions. C'est ce que vous allez entreprendre dans la prochaine section.

Émotion	**Bénéfice probable**
Intérêt	Augmentation des chances de combler un besoin.
Plaisir	Capacité d'apprécier les instants agréables et de célébrer les accomplissements.
Surprise	Capacité à s'adapter à une situation changeante.
Honte	Découverte de possibilités d'amélioration personnelle et de développement.
Colère	Capacité à faire valoir ses droits.
Culpabilité	Pulsion permettant de rebâtir les ponts avec une personne qu'on a malmenée.

.../...

.../...

Émotion	**Bénéfice probable**
Peur	Capacité d'éviter un événement dangereux.
Tristesse	Possibilité de faire le deuil après une perte et d'éviter une répétition de l'événement déclencheur.
Dégoût	Amélioration de son environnement immédiat.

Clé n° 1

La capacité de s'ouvrir à soi-même constitue la première clé de la résilience. Vous allez maintenant revenir sur les événements marquants qui sont survenus dans votre vie au cours des derniers mois. Pendant deux semaines, vous tiendrez un journal de bord de vos émotions quotidiennes. Cet exercice vous paraîtra évidemment plus difficile si vous avez pris l'habitude, depuis l'enfance, d'ignorer vos sentiments. Cependant, les renseignements que vous tirerez de cette activité vous serviront tout au long des chapitres suivants.

Revenez sur votre passé récent

Notez des situations difficiles que vous avez vécues au cours des derniers mois. Ces événements peuvent être tirés de votre vie personnelle ou de votre vie professionnelle. Efforcez-vous de ne pas les interpréter. N'incluez pas non plus dans votre description des jugements personnels. Jouez les journalistes et tenez-vous-en aux faits.

Voici quelques exemples :

L'anniversaire de mariage de Louise

« Il y a dix jours, à notre anniversaire de mariage, Éric m'a invitée dans un restaurant mexicain. À la fin de la soirée, il m'a reproché de ne pas avoir décroché un mot du dîner. Je lui ai dit qu'il me tapait sur les nerfs et je suis revenue à la maison en taxi. »

La mauvaise note du fils de Philippe

« Le mois dernier, quand mon fils a ramené son bulletin scolaire à la maison, j'y ai jeté un coup d'œil et je me suis tout de suite rendu compte qu'il avait une mauvaise note en anglais. Je l'ai immédiatement sanctionné : il devrait rester à la maison tout le week-end, et pas question qu'il reçoive des amis ! Il a pris le chemin de sa chambre et je ne l'ai pas revu de la soirée. Ce soir-là, j'ai pris une cuite mémorable. »

Le licenciement impromptu de Diane

« Ça s'est passé la semaine dernière. Je savais que mon service allait subir des restrictions budgétaires, mais j'étais loin de me douter que mon poste serait supprimé. Quand mon supérieur m'a demandé de le rejoindre dans son bureau, j'ai tout de suite compris. »

....

....

....

....

....

....

....

....

....

....

....

....

....

....

....

....

....

Une fois ces incidents transcrits, demandez-vous ce que vous ressentiez au moment où il sont survenus. Quelles émotions vous animaient ? Par exemple, Louise répondra qu'elle ressentait de la colère tout au long du repas, Philippe mentionnera qu'il ressentait de la culpabilité et Diane dira qu'elle ressentait un mélange de peur et de résignation.

Consultez maintenant le tableau qui recense les émotions et leurs causes. Déterminez la source la plus fréquente de l'émotion identifiée. En faisant cela, Louise découvrira que la source de la colère est généralement la perception qu'on a été brimé. Il lui faudra maintenant partir à la découverte de la raison de cette vexation. Cela peut se faire en se posant les questions qui suivent.

« – Pourquoi étais-je en colère ?

– Je l'ignore.

– S'était-il passé un événement particulier plus tôt dans la journée ?

– Non.

– Éric a-t-il tenu des propos maladroits ou s'est-il mal comporté pendant le repas ?

– Non. Il a fait son possible pour me faire sourire même si je faisais la tête.

– Était-ce le choix du restaurant ?

– Oui ! J'aurais aimé qu'il m'offre une soirée au Dauphin. Après tout, c'était notre quinzième anniversaire de mariage.

– Mais pourquoi cette colère ?

– J'aurais aimé pouvoir choisir où nous irions ce soir-là et je me disais que depuis le temps qu'on se connaît, Éric aurait dû deviner ce qui m'aurait fait plaisir. »

Louise vient de prendre conscience de la raison de sa colère le fameux soir du repas. De même, Philippe réalisera qu'il se sent coupable d'être peu disponible et de ne pas pouvoir épauler son fils dans ses travaux scolaires. Diane, elle, se rendra compte assez facilement qu'elle craignait sa mise à pied.

Il vous reste ensuite à déterminer si votre réaction était la meilleure compte tenu de cette nouvelle lecture des événements et si vous agiriez de la même façon si la situation se répétait aujourd'hui. Voici les réponses de nos trois personnages.

Louise

« Si c'était à refaire, je dirais à Éric que j'aimerais aller au Dauphin. Je parie qu'il serait bien heureux de connaître mes attentes pour la soirée et que celle-ci se passerait beaucoup mieux si je cessais de penser qu'il y a un lien télépathique entre nous. »

Philippe

« Je remarque que, loin d'atténuer mon sentiment de culpabilité, ma réaction l'a amplifié. Si c'était à refaire, je prendrais le temps de dire à mon fils que ses notes en mathématiques et en histoire sont excellentes et je lui demanderais ce que je peux faire pour l'aider à atteindre une meilleure performance en anglais. »

Diane

« Mon intuition était juste et, si la situation se reproduisait, je ressentirais à nouveau cette angoisse. C'est très frustrant de perdre un emploi dans lequel on s'est tellement investie. »

Cet exercice n'a pas pour but de vous plonger dans la culpabilité. Je souhaite plutôt vous aider à réaliser que les réactions malheureuses surviennent généralement quand votre perception de la réalité est incorrecte.

J'aurai l'occasion, dans les prochains chapitres, de vous aider à reconnaître les croyances qui se cachent derrière vos perceptions erronées.

Tenez un journal de bord

Pendant deux semaines, inscrivez dans un calepin les émotions que vous ressentez tout au long de vos journées. Concentrez-vous surtout sur celles qui apparaissent subitement ou qui vous frappent avec force. Jetons un coup d'œil sur ce que pourrait contenir votre bloc-notes.

Émotion : intérêt

Circonstances

« En lisant le journal, j'ai été attiré par un article portant sur un jugement qui met en cause un employé et son employeur à la suite d'une plainte pour harcèlement moral. »

Confirmation

« Cela comble effectivement un besoin. Cet article va me permettre de faire valoir mon point de vue à la réunion de jeudi prochain sur la nécessité d'élaborer, pour tout le service, une politique claire concernant le harcèlement moral. »

Après deux semaines, ou après la première semaine si vous écrivez beaucoup, faites le tri dans vos notes. Regroupez-les en fonction des émotions présentées au début de ce chapitre et du type d'événement qui les fait naître. Quelques émotions reviennent-elles plus souvent que d'autres ? Certains événements ont-ils plus d'impact sur vous ? Plus précisément, tenez compte des cinq recommandations suivantes.

- Vous arrive-t-il régulièrement d'éprouver de la colère ? Si tel est le cas, c'est que vous vous sentez régulièrement brimé. Cette impression est-elle juste dans la plupart des cas ? Sinon, prenez garde, il est possible que vous ayez tendance à vous sentir agressé. Dans ce cas, passez au chapitre 4, intitulé « Ne le prenez pas pour vous ».

- Ressentez-vous souvent de la culpabilité ? Si tel est le cas, c'est que vous avez régulièrement l'impression d'avoir brimé quelqu'un. Entretenez-vous des remords ou avez-vous quelque chose à vous faire pardonner ? Si vous vous sentez concerné, lisez le chapitre 6, intitulé « Faites la paix avec votre passé ».
- Vous arrive-t-il régulièrement d'être apeuré par quelque chose ? Si c'est le cas, cette peur vous paralyse-t-elle ? Si votre réponse est positive, il est possible que vous soyez particulièrement pessimiste. Dans ce cas, plongez-vous tout de suite dans la lecture du chapitre 5, intitulé « Cessez de vous en faire ».
- Éprouvez-vous souvent de la tristesse ? Avez-vous souvent l'impression d'être une victime impuissante que les gens trahissent sans remords ? Cultivez-vous l'impression que le monde est injuste et que le destin ne vous a pas donné les bonnes cartes ? Si tel est le cas, passez immédiatement au chapitre 2, intitulé « Prenez le contrôle de votre *CA* ».
- Vous arrive-t-il constamment d'avoir honte de quelque chose ? Avez-vous l'impression de ne pas être à la hauteur et de ne faire qu'une fraction de ce qu'un individu respectable serait en mesure de réaliser ? Vous dénigrez-vous régulièrement en vous comparant à des personnes que vous n'appréciez même pas ? Dans ce cas, lisez directement le chapitre 3, intitulé « Ne vous mettez pas trop la pression ».

Vos émotions les plus fréquentes peuvent en dire long sur votre environnement, sur votre état d'esprit et sur l'écart qui existe entre ce que vous percevez et la réalité objective. Prenez l'habitude d'être à l'écoute de ce que vous ressentez et demandez-vous si ces émotions correspondent aux situations que vous vivez. Votre capacité à rebondir en dépend.

Chapitre

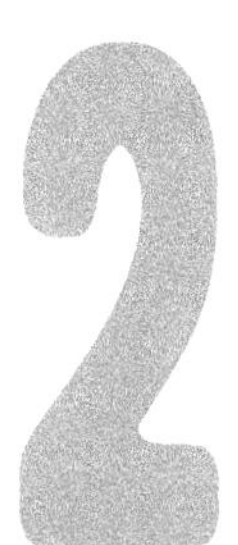

Prenez le contrôle de votre *CA*

« Comité : groupe de personnes incapables de faire quoi que ce soit par elles-mêmes qui décident collectivement que rien ne peut être fait. »

Winston Churchill.

Je demande souvent aux gens, à l'occasion de mes conférences, s'il leur arrive d'entendre une voix dans leur tête. Première réponse : non ! Mais systématiquement, une ou deux personnes finissent par lever la main. Elles s'attirent souvent les moqueries de leurs collègues : « On savait depuis longtemps, au siège social, que tu souffrais de problèmes mentaux, mon Jean-Pierre ! »

Je poursuis en demandant combien de personnes entendent plus d'une voix dans leur tête et, avant qu'elles n'aient eu le temps de répondre, je lève moi-même les deux mains. Avec un rire gêné, quatre ou cinq personnes emboîtent le pas. En fin de conférence, je demande combien de personnes entendent, à l'occasion, des voix dans leur tête. Presque toutes lèvent la main.

Pourquoi est-ce si gênant de dire que vous entendez des voix ? Rassurez-vous, je n'ai pas l'intention de vous envoyer des individus en blouse blanche qui vous attacheraient à une civière ! Au contraire, je vous parle de votre capacité à être heureux.

L'esprit humain est merveilleusement compliqué. Tellement, en fait, qu'on a probablement oublié de vous mentionner que ce mécanisme était livré, sans frais supplémentaires, avec les deux options suivantes : un conseil d'administration et un écran géant internes.

- **Un conseil d'administration interne**
  Vous avez à l'intérieur de votre tête un groupe de personnes qui siègent à une grande table d'acajou et qui vous font part de leurs opinions sur ce qui vous arrive tout au long de la journée. Selon différents spécialistes, ce conseil d'administration (*CA*) porte plusieurs noms : le comité, le dialogue intérieur, la petite voix de la conscience... Quel que soit son nom, ce *CA* interne est supposé travailler pour vous. Malheureusement, il lui arrive de tenter de saboter votre vie.
- **Un écran géant interne**
  Vous possédez également un écran géant que les personnes de votre conseil d'administration interne peuvent utiliser pour vous faire visualiser le passé, le présent et l'avenir. Il s'agit d'un système sophistiqué, doté de tous les effets spéciaux possibles, qui peut vous faire visualiser vos pires craintes en cinémascope ou vous faire repasser en continu les pires événements de votre passé.

Petit, vous utilisiez votre écran géant interne pour imaginer les choses que vous feriez une fois grand. Peut-être vous êtes-vous vu journaliste, pompier, policier, médecin ou Nobel de la paix. À l'époque, vous aviez le contrôle sur ce qui était à l'affiche, mais, en grandissant, vous avez peu à peu laissé la gestion de cet écran géant aux membres de votre *CA*.

Ainsi, que vous vous retrouviez dans une caverne, au sommet du mont Everest ou dans une chambre d'hôtel miteuse en province, vous n'êtes pas seul. Vous transportez avec vous les gens que vous avez nommés et qui composent votre conseil d'administration personnel. Vous y retrouvez peut-être vos parents ou vos grands-parents. Il est possible qu'un professeur que vous avez respecté ou détesté dans votre jeunesse y siège également. Vous y avez peut-être élu une personne que vous admirez, votre premier amant, un présentateur du journal télévisé, l'enfant que vous avez été jadis ou quiconque vous a marqué.

Que fait ce comité dans votre tête ?

Les membres de votre *CA* sont peureux. Ils craignent la vie en général et souhaitent protéger leur véhicule (c'est-à-dire vous) de tous les dangers qui le guettent.

La première chose que font les membres de votre *CA*, c'est vous mettre en garde contre eux-mêmes. Ils viendront visiter votre appartement pendant votre absence et remarqueront que vous avez laissé des casseroles sales dans l'évier, que vous n'avez pas fait votre lit ou qu'il y a un cerne dans votre baignoire. Ce sont ces gens qui vous croisent chaque jour et qui portent des jugements sur vous, vos collègues que vous vous devez d'impressionner afin qu'ils ne sachent pas que vous êtes un imposteur. Bref, les membres de votre conseil d'administration interne sont tous ceux qui pourraient vous juger négativement.

Afin de vous rendre obéissant, votre *CA* vous fait parvenir des messages (les voix que vous entendez à l'occasion dans votre tête) et il projette sur votre écran géant intérieur les conséquences de ce qui se passera si vous ne vous pliez pas à ses exigences. Pour appuyer son message, votre *CA* utilisera tour à tour le perfectionnisme, l'insécurité, la culpabilité, la honte et les « IFO » (raccourci pour « il faut », terme que je traiterai un peu plus tard).

Afin de mieux vous contrôler, votre *CA* s'assure que vous ne profitez pas trop de la vie. Si vous le faisiez, vous seriez tenté de cesser de l'écouter et votre sentiment de sécurité grandirait un peu trop à son goût. Les membres de votre *CA* vous encourageront donc, par exemple, à porter vos vêtements usés (vos habits neufs devant rester dans votre penderie) ou à réserver votre plus belle vaisselle pour les soirées où vous avez des invités, comme si vous aviez besoin d'une permission pour profiter de la vie.

Quand il souhaite vous impressionner, votre *CA* dépêche le membre du conseil qui sera le plus en mesure de vous influencer. C'est la raison pour laquelle vous entendrez votre mère vous faire la morale, un professeur respecté vous rappeler un grand principe ou votre vedette favorite vous dire que tel vêtement ne vous va vraiment pas.

Finalement, les membres de votre *CA* conçoivent des scénarios qu'ils vous transmettent afin de vous garder sous leur joug. Voici quelques-uns de ces fameux scénarios.

Le scénario « Oui, mais... »

Votre *CA* tente par tous les moyens de conserver son emprise sur vous et, pour y arriver, il doit tempérer votre enthousiasme. C'est la raison pour laquelle il tente, chaque fois qu'un événement positif survient dans votre vie, de réduire son impact en vous disant : « Oui, mais... »

Vivez l'instant présent

Visiblement fier, votre enfant revient de l'école avec son bulletin. Il a une note parfaite en mathématiques. Vous devriez vous réjouir, mais un membre de votre *CA* vous fait remarquer que sa note n'est pas aussi bonne en histoire.

On vous félicite chaleureusement pour votre travail du mois dernier. Vous devriez apprécier l'instant présent, mais un membre de votre *CA* vous rappelle que vous avez eu bien de la chance et que les risques de voir une telle performance se répéter sont faibles.

Curieusement, c'est pour vous protéger que votre *CA* agit ainsi. Il se doute que ce moment de bonheur ne reviendra peut-être pas et il se concentre à égratigner votre plaisir actuel pour minimiser votre déception dans l'éventualité où les choses ne se passeraient pas aussi bien à l'avenir. Il tente de vous prémunir d'un échec potentiel en vous révélant que votre projet est intéressant, mais qu'il pourrait mal tourner. Il est comme un parent qui refuserait de donner de l'amour à un enfant afin de le préparer aux mauvais coups du sort. Que penseriez-vous d'un tel parent ?

À l'occasion, le « Oui, mais... » peut également servir à vous sentir moins coupable si vous enviez une autre personne. Ainsi direz-vous : « Sa robe est belle, mais quelle affreuse coupe de cheveux ! » ; ou encore : « C'est vrai que sa nouvelle femme est très sexy. Mais, elle n'est pas très futée ! »

Les membres de votre *CA* utilisent-ils régulièrement le « Oui, mais... » à votre insu ? Sachez que vous pouvez y remédier. En vertu des statuts et règlements de votre conseil d'administration intérieur, vous en êtes le président. C'est vous qui prenez les décisions, ne l'oubliez jamais. Vous avez le droit de bâillonner certains membres et de faire adopter des règlements qui vous permettront d'apprécier la vie.

Boycotter les membres négatifs de votre CA

Le bâillon

Un ancien professeur qui siège à votre comité vous déclare que vous avez eu beaucoup de chance et que vous ne méritez pas ces félicitations ? Demandez-lui de se taire et profitez du temps qui passe. Dites-le-lui, c'est vous le président !

Le règlement

Imposez aux membres de votre *CA* une règle qui leur interdira dorénavant d'utiliser les mots « oui » et « mais » dans une même phrase. Imposez plutôt l'expression « Oui, et... ». La phrase « Oui, mais ta note en histoire n'est pas très bonne » deviendrait donc « Oui, et si tu améliores également ta performance en histoire, ton bulletin de la prochaine étape sera renversant ! » Remarquez à quel point l'expression « Oui, et... » encourage au lieu d'éteindre l'enthousiasme.

Soyez un président efficace. Assumez pleinement votre fonction. Si un membre de votre *CA* ne fait pas l'affaire, sévissez contre lui.

Le scénario « C'est effrayant ! »

Votre *CA* aime bien laisser entendre qu'une catastrophe est imminente dès qu'un événement imprévu vient bouleverser vos plans. Il projette alors sur votre écran géant intérieur des images dignes des meilleurs films d'horreur.

Ne laissez pas place au doute, communiquez !

Parce qu'elle commence à travailler plus tôt que Marc, Céline lui laisse régulièrement des messages sur la porte du frigo. Le message d'aujourd'hui est plutôt simple :

« J'aimerais que nous parlions ce soir. » Marc commence par se demander de quoi Céline souhaite lui parler. Puis, lui vient l'idée qu'elle songe peut-être à le quitter. Il se rappelle qu'il y a un nouvel employé à son bureau et il imagine qu'elle en est tombé amoureuse. Désespéré, Marc ne fait rien de la journée. Sa performance au travail est médiocre. Il se sent sur le point de craquer. Comment réagira-t-il ce soir quand Céline lui dira qu'elle aimerait célébrer leur anniversaire de rencontre à Paris ?

Son supérieur a mentionné à Jacques ce matin qu'il souhaitait le rencontrer pendant la journée. Il est maintenant 14 heures et Jacques n'a pas osé se présenter devant lui. Il tente de découvrir pourquoi on voudrait le mettre à la porte. Il sent monter en lui un mélange aigre-doux d'amertume et de colère. S'il savait au moins pourquoi son chef est en colère ! Dans son esprit, la voix d'un ancien collègue de classe lui rappelle qu'il ne fera jamais rien de bon.

Les membres de votre *CA* sont particulièrement efficaces quand vient le temps de jouer les prophètes de malheur. Ils connaissent vos points faibles, vos erreurs passées et vos pires craintes. Ils disposent de moyens techniques puissants pour créer des effets spéciaux convaincants sur votre écran géant intérieur. Ils peuvent aisément vous plonger dans un sentiment d'impuissance dont il vous est difficile de vous défaire.

En tant que président, vous avez le droit d'exiger de chaque membre de votre *CA* qu'il vous présente les preuves sur lesquelles repose son scénario catastrophique. S'ils le faisaient, Marc et Jacques se rendraient compte qu'ils se font un sang d'encre sans raison et ils pourraient continuer à travailler correctement. Nous verrons un peu plus loin que plusieurs techniques peuvent vous aider à réduire votre angoisse lorsque des craintes non fondées s'élèvent.

Le scénario « Tu es toujours en retard. »

Un matin glacial d'hiver, vous arrivez en retard au travail. Immédiatement, un des membres de votre *CA* vous déclare que ça ne le surprend pas puisque vous êtes toujours en retard. Vous ne vous donnez pas la peine de rétablir les faits et de préciser que c'est votre premier retard en deux ans. Ce membre de votre conseil d'administration a erré… Il a émis une généralité sur votre comportement en se basant sur un fait anecdotique. Il a agi de la même manière que votre conjoint qui vous reprocherait votre absence continuelle parce que, pour une fois en six mois, vous avez passé la soirée avec des amis.

Quand il se manifeste ainsi, votre *CA* vous rabaisse à vos propres yeux. Il fait chuter votre plaisir et vous pousse à minimiser le bonheur que vous devriez ressentir en vivant avec vous-même.

Le scénario « Il ne voudra pas t'aider. C'est clair. »

Vous avez besoin d'un coup de main. Néanmoins, vous refusez d'en faire la demande à une collègue ; vous craignez d'essuyer un refus. Vous auriez aimé que votre conjoint sorte les ordures, mais vous ne vous êtes pas donné la peine de le lui demander parce que vous avez supposé qu'il aurait dû le deviner.

Quoi qu'en disent les grimoires ou votre horoscope quotidien, la télépathie n'existe pas. Si vous désirez quelque chose de quelqu'un, vous devez le lui demander.

Votre *CA* tente de vous protéger d'un affront en vous disant que cette collègue ne voudra pas vous aider. Cependant, si vous vous donnez la peine de demander cette aide, vous aurez une chance sur deux de l'obtenir.

Votre conseil d'administration vous transmet une vision idéalisée du couple quand il vous laisse croire que votre conjoint doit deviner vos moindres désirs. Ne serait-il pas plus simple d'exprimer vos attentes plutôt que d'espérer que les gens qui vous entourent soient dotés d'un sixième sens ?

Ne décidez pas à leur place. Ce n'est pas une bonne idée de ne pas demander par crainte d'un refus.

C'est l'anniversaire de la rencontre de Guillaume et de Sophie. Pour lui faire plaisir, Guillaume invite sa petite amie dans un restaurant libanais. Pendant toute la soirée, Sophie fait la tête.

Elle aurait préféré ce nouveau restau français de la rue de la Montagne. S'il l'aimait vraiment, Guillaume aurait dû le deviner.

Pendant qu'Amhed est surchargé de travail, son collègue semble oisif. Amhed est en colère, mais il est hors de question qu'il lui demande quoi que ce soit. Après tout, si son collègue tient à leur relation professionnelle, il devrait lui offrir son aide.

Parions que si Sophie et Amhed avaient verbalisé leurs souhaits, ils auraient vu ceux-ci se réaliser.

Le scénario « Ton père s'y serait pris autrement. »

Dans ce scénario, l'un des membres de votre *CA* s'amuse à vous comparer avec une personne qui aurait mieux réussi une tâche que vous ou aurait mieux su se sortir d'une situation délicate.

Je traiterai dans le chapitre 4 de ce phénomène particulier. Pour le moment, retenez que si vous comparez votre prose avec celle d'un auteur célèbre, votre voix avec celle d'un chanteur adulé partout dans le monde et votre uppercut avec celui du champion mondial de boxe, vous n'en sortirez pas grandi. L'astuce réside dans le choix de vos comparaisons. Pourquoi ne pas comparer votre prose avec celle de ce boxeur célèbre, votre voix avec celle de cet écrivain et votre uppercut avec celui de ce chanteur adulé ? Votre conseil d'administration devrait faire partie de votre cercle d'admirateurs, à l'occasion.

Plusieurs personnes ont développé une obsession de la comparaison qui les pousse à ne se comparer aux autres que dans les domaines où elles sont inférieures. Il est vrai qu'on peut arriver à se surpasser en s'inspirant de ceux qui sont meilleurs que nous, mais il ne faut pas perdre de vue les forces qui nous rendent uniques.

Le scénario « Qui te dit que tu ne seras pas dans la rue demain ? »

La partie de votre cerveau où siège votre conseil d'administration ne vient pas d'être créée. Le cerveau a certes évolué, mais cette partie existait déjà il y a plusieurs millénaires. À cette époque, l'humain devait chaque jour chasser pour se nourrir ; s'il cessait, il risquait très vite de mourir.

La société a évolué. Nous ne vivons plus dans une économie de subsistance. Cependant, les membres de votre conseil d'administration ne le savent pas encore. Ils ont l'impression que si vous ne vous acharnez pas à travailler plus pour gagner plus, vous succomberez à la famine ou à la maladie. Ils sont persuadés d'une chose que vous ne leur enlèverez pas de la tête : lorsque vous ne travaillez pas, vous flirtez dangereusement avec la mort.

En conséquence, ils vous communiquent régulièrement l'importance de vous investir dans votre travail. Pour vous motiver, ils projettent sur votre écran géant intérieur des scènes où vous vous voyez sans abri, arpentant les rues et mangeant dans les soupes populaires. Ces images vous incitent à vous lancer dans le travail et à négliger les autres aspects de votre vie.

Cependant, privilégier le travail (et l'accumulation de biens) aux dépens des autres aspects de la vie n'est pas une solution gagnante à long terme. Vous vous fatiguez et un membre de votre *CA* n'hésite pas à vous conseiller alors de vous acheter quelque chose (n'importe quoi) pour vous remonter le moral, parce que vous le méritez bien. Au bout d'un certain temps, vous vous retrouvez propriétaire de choses qui ne vous rendent ni plus heureux, ni moins fatigué, seulement plus endetté. Vous n'avez donc pas d'autre choix que de travailler encore davantage. Je traiterai en détail ce scénario dans le chapitre 7.

Aujourd'hui, Kimberley a décidé de prendre un jour de congé. Depuis le temps qu'elle se promettait une journée de lecture ! Elle s'est même procuré le dernier roman de son auteur favori. Cependant, quelque chose l'empêche d'apprécier son jour de congé. Elle craint que ses clients ne soient déçus d'apprendre qu'elle n'est pas au travail. Elle a peur qu'ils l'abandonnent et que ses commissions chutent. Elle va retourner travailler cet après-midi.

Mikaël a un très bon salaire, mais il vit avec une peur constante de tout perdre. Hier, sa fille de 17 ans lui a dit qu'elle souhaitait poursuivre des études en génie industriel. Pour ce faire, il lui faudra aller vivre deux ans à Joliette. Mikaël ne veut pas payer. Il dit à sa fille qu'elle devrait choisir un programme d'études dispensé dans le lycée des environs ou, mieux encore, se trouver un emploi et devenir une adulte.

Clé n° 2

Le sens des responsabilités constitue la deuxième clé de la résilience. En tant que président de votre conseil d'administration, vous êtes responsable des agissements des membres de votre *CA* intérieur et des gestes que vous faites à la suite de leurs interventions. Il vous faut reprendre le contrôle de ce groupe qui se croit tout permis depuis trop longtemps. Un peu de leadership, que diable ! Je vous propose deux possibilités pour y arriver : devenir critique de cinéma ou avocat de la défense.

Devenez critique de cinéma

Comment réagissez-vous, dans une salle de cinéma, devant un film absurde dont le scénario est tiré par les cheveux ? Souvent, vous décrochez ; même s'il s'agit d'un thriller ou d'un film d'horreur, vous jetez sur le tout un regard amusé. L'émotion recherchée par le réalisateur n'est pas au rendez-vous. À vos yeux, le film est raté.

Vous pouvez faire la même chose en critiquant les films projetés sur votre écran géant intérieur. Comment y parvenir ? Reprenons le cas de Marc, qui vient de découvrir un mot laissé par sa compagne Céline sur la porte du frigo. Souvenez-vous : Marc aperçoit sur son écran géant personnel une scène présentant Céline dans les bras de son nouveau collègue qui lui raconte entre deux baisers enflammés qu'elle va rompre avec Marc ce soir.

Dans un premier temps, Marc trace sur une feuille un tableau semblable à celui-ci. Il commence par écrire, au haut de la première colonne, la conclusion possible du drame qui est projeté actuellement sur son écran géant intérieur.

Conclusions possibles du film projeté	%	Nouveaux scénarios envisagés	Actions possibles pour réduire l'incertitude
Céline veut me quitter pour partir avec son nouveau collègue.			

Dans un second temps, Marc se demande s'il peut y avoir d'autres explications au mot laissé sur la porte du frigo. Il inscrit ces autres éventualités à la suite de celle qu'il vient d'inscrire dans la première colonne. Marc pourrait aussi, par exemple, inscrire les conclusions suivantes :

- Céline veut que nous établissions un échéancier pour les rénovations de la maison ;
- Céline aimerait que nous planifiions un week-end à Venise ;
- Céline veut me parler de ce que lui a raconté le professeur de Julie.

Ainsi, le niveau d'angoisse de Marc baisse, car il admet, intérieurement, que le scénario projeté sur son écran géant intérieur n'est pas le seul possible.

Il doit maintenant compléter la deuxième colonne en évaluant, pour chaque conclusion possible, la probabilité qu'elle se produise. Pour cela, il doit analyser les faits avec les informations dont il dispose : la qualité de leur relation ces derniers temps, les souhaits émis par Céline dans les semaines précédentes, la fréquence de leurs ébats sexuels, les accrochages qu'ils ont eus dernièrement. Pendant qu'il réalise ce travail, de nouvelles possibilités peuvent jaillir dans son esprit. Si cela se produit, il les inscrit dans la première colonne.

Il est probable qu'après cette étape Marc attribuera une faible probabilité à la première conclusion imaginée. En effet, il est rare que le scénario catastrophe soit le plus envisageable. Marc en sera certainement soulagé.

Pour compléter la troisième colonne, Marc s'imagine qu'il est scénariste et qu'on lui a donné la responsabilité de trouver un rebondissement exceptionnel au scénario en cours. Il n'a pas à censurer ses idées. Il doit trouver deux ou trois dénouements heureux.

- Céline veut m'annoncer qu'elle est enfin enceinte.
- Céline souhaite m'apprendre que nous avons gagné au Loto.
- Céline veut me dire que le prof de Julie a noté de grandes améliorations ces dernières semaines.

Vous remarquerez que ces nouveaux dénouements ne sont pas nécessairement plus réalistes que le scénario catastrophe. Le fait de les écrire a simplement pour but de prouver à Marc que, parfois, l'imagination s'emballe.

En dernier lieu, Marc doit inscrire dans la quatrième colonne les actions qui pourraient réduire l'incertitude qu'il ressent actuellement. Quels gestes peut-il faire pour connaître avant ce soir ce que Céline souhaite lui révéler ? Il est probable qu'il inscrira : « Téléphoner à Céline au travail et lui demander de quoi il s'agit. » S'il passe à l'acte, il pourra passer une belle journée et mettre un terme au film d'horreur qu'il projette sur son écran géant interne.

Cette démarche vous permet d'intervenir chaque fois que votre imagination s'emballe et vous pousse à entretenir des scénarios catastrophe. Ne vaut-il pas mieux prendre quelques instants et se libérer l'esprit plutôt que se repasser les mêmes scènes déchirantes durant une journée ou une semaine entière ?

Faites-vous l'avocat de la défense

Alors que vous jouerez les critiques de cinéma pour combattre les effets négatifs des films d'horreur que vous vous projetez en privé, vous devez vous transformer en avocat de la défense pour réagir à un membre de votre conseil d'administration qui vous fait des reproches. Pour cela, plusieurs techniques vous seront présentées dans les prochains chapitres. En attendant, je vous propose quelques stratégies classiques.

Semez le doute sur la crédibilité de la personne qui vous accuse

Tentez de remarquer quelle voix vous entendez quand vous ressentez le reproche. Est-ce, par exemple, la voix de votre mère qui vous accuse de manquer d'écoute avec votre conjoint ? Et vous la laissez vous parler de cette façon ? Un instant ! Qui est-elle pour vous adresser ce genre de reproche ? A-t-elle toujours été à l'écoute quand vous souhaitiez lui parler ? Son opinion n'est peut-être pas valable dans ce contexte.

Annoncez que vous avez conscience du scénario utilisé contre vous

Si vous pouvez reconnaître ce scénario, celui-ci aura beaucoup moins de prise sur vous. S'agit-il du scénario « Oui, mais… » ou « C'est effrayant ! »

ou « Tu es toujours en retard », ou de toute autre tactique déloyale que vous trouverez dans les prochains chapitres ? Vous savez que ces manœuvres ne visent qu'à vous déstabiliser. Si vous pouvez les reconnaître, elles auront moins de prise sur vous.

Exigez de nouvelles preuves

Dans certains cas, il est facile de prouver à votre *CA* qu'il se trompe. Quand il saute aux conclusions sans avoir de preuve ou quand il généralise à partir d'un seul événement, vous pouvez simplement lui faire remarquer que rien ne prouve la validité de telle ou telle pensée et que vous devez la rejeter.

> Brian n'a pas été à la hauteur lors de sa présentation et son *CA* le lui fait sentir. Il réagit en se demandant combien de fois une telle situation s'est produite au cours de ses vingt dernières présentations. Une seule fois. Brian n'est donc pas si mauvais que ça !

Vous pouvez également formuler un contre-exemple qui clouera le bec à ce membre du conseil : « Non, je ne suis pas toujours en retard. La preuve, c'est que je me suis présenté avec quinze minutes d'avance hier chez ce client et que j'ai eu le temps, pendant que j'attendais dans ma voiture, de faire la moitié de ma conciliation bancaire. » Souvenez-vous que le manque de réalisme est à l'origine de la plupart des attaques de votre *CA* intérieur. Si vous exigez des preuves de ce que ces voix avancent, vous éviterez de vous transformer en victime. Ne les laissez pas vous accuser de fautes que vous n'avez pas commises ; surtout, ne les laissez jamais généraliser.

Exigez une contre-expertise

Une voix intérieure laisse entendre que vous serez bientôt sur la paille parce que vous vous permettez une journée de congé ? Elle aimerait bien que vous vous sentiez coupable et que vous vous relanciez à corps perdu dans une tâche lucrative ? Gardez en tête cette réponse et servez-la-lui au moment opportun : « Une vie réussie exige de l'équilibre. Dépenser toute son énergie au travail, ce n'est absolument pas équilibré. »

Chaque fois que vous pouvez invoquer une source tierce dont les propos vont dans le sens que vous le souhaitez, vous êtes en mesure d'affaiblir le potentiel destructeur de votre *CA* intérieur.

Il est de votre devoir, en tant que président, de vous assurer que ce *CA* travaille pour vous et qu'il a vos intérêts à cœur. Entretenez des pensées optimistes, félicitez-vous de vos réussites et apprenez à accepter les compliments que vous expriment les gens qui gravitent autour de vous. Vous vivrez mieux.

La vie vous réserve une quantité de moments difficiles. Vous n'avez pas besoin que votre *CA* prenne le parti de vos adversaires. Reprenez le contrôle de ce conseil et obligez-le à devenir votre meilleur allié.

Chapitre 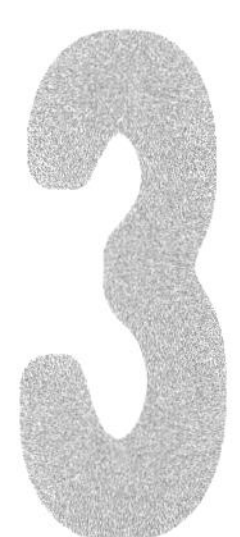

Ne vous mettez pas trop la pression

« Il vous faut prendre conscience de ce que vous avez envie d'entendre et qui n'est pas toujours ce que l'autre a envie de vous dire. »

Catherine Bensaid.

Ceux qui connaissent l'histoire du Canada savent qu'il y a eu huit martyrs canadiens : Jean de Brébeuf, Gabriel Lalemant, Charles Garnier, Antoine Daniel, Noël Chabanel, Isaac Jogues, René Goupil et Jean de La Lande.

Ces missionnaires ont été scalpés. Leurs ongles ont été arrachés. On leur a enfoncé des tisons dans les orbites oculaires et ils ont dû marcher sur des braises brûlantes.

Il est difficile de croire que certains envient leur sort. Pourtant, une foule de gens donnent l'impression qu'elles aimeraient bien jouer les martyrs un jour. En fait, jour après jour, elles pratiquent déjà ce rôle.

Vous connaissez sûrement quelques-uns de ces martyrs. Ils se promènent toute la journée, le poignet rivé au front, répétant à qui veut l'entendre que « c'est bien effrayant », « qu'on n'a jamais vu ça » et que « ça va probablement empirer ». On dirait que ces personnes se sentent valorisées quand elles peuvent prouver qu'elles souffrent plus que les autres et que leur dévouement les pousse à négliger leurs propres besoins pour satisfaire les caprices de personnes ingrates qui, de toute façon, ignorent ce qui est fait pour elles.

Avez-vous l'impression que les autres abusent de votre dévouement ? Croyez-vous que votre vie est spécialement difficile ? Avez-vous l'habitude, le matin, de vous dire en soupirant que la journée sera longue ? Si tel est le cas, ce chapitre s'adresse à vous.

Voici quelques exemples des effets que produisent sur les autres ces personnes qui ont l'habitude de se considérer comme des victimes.

« Je ne vais plus chez ma mère. Chaque fois que j'y allais, elle passait son temps à nous laisser entendre que nous étions un fardeau pour elle. Elle devait faire le ménage, préparer à dîner. Quand je proposais de l'aider, elle s'y objectait. Elle préférait souffrir publiquement. J'ai décidé de la laisser souffrir seule. Depuis, elle m'appelle pour que je me sente coupable de ne plus lui rendre visite. »

« Paulette est très compétente. Mais, je ne peux plus la supporter. Elle est incapable de dire non si on lui demande un service. Elle se retrouve régulièrement obligée de faire des heures supplémentaires et s'arrange pour que tout le monde soit au courant. Je lui ai signifié qu'il fallait qu'elle apprenne à dire non, mais il me semble qu'elle préfère faire pitié. »

Aimez-vous faire pitié ? Ce sentiment vous permet-il de vous sentir valorisé ? Si vous vous entêtez à perpétuer cet état d'esprit, vous vous retrouverez bientôt aux prises avec un grand sentiment d'isolement et d'impuissance. Il est temps d'apprendre à faire la différence entre vos obligations réelles et celles que vous vous imposez par masochisme.

Définition du syndrome « IFO »

Vous souffrez du syndrome « IFO » (raccourci pour « il faut ») si vous avez tendance à vous imposer des obligations qui ne vous reviennent pas naturellement. Quand cela se produit, un membre de votre conseil d'administration intérieur vous répète qu'« ifo » que vous soyez gentil avec les gens, même s'ils sont eux-mêmes déplaisants, qu'« ifo » que vous rendiez visite à vos parents le week-end même si vous avez vraiment envie de faire autre chose et qu'« ifo » que vous souriiez à ce client, même si c'est la personne la plus désagréable que vous ayez rencontrée durant toute votre vie. À force de vous imposer des « IFO », vous perdez le plaisir de vivre. Vous devenez un martyr à vos propres yeux et une personne fatigante pour ceux qui vous entourent.

Faisons un rapide retour sur votre passé. Lorsque vous étiez plus jeune, vos parents avaient-ils l'habitude d'énoncer des commandements et de les lier à un sentiment d'obligation ? Voici quelques exemples :

- une fille bien ne sourit pas aux inconnus ;
- une fille bien élevée s'assure que sa chambre est en ordre ;
- un garçon poli doit demander l'autorisation avant de parler ;
- un bon garçon respecte les gens qui détiennent le pouvoir.

Prenons ce dernier énoncé. Si vos parents vous l'ont bien ancré dans le cerveau, vous vous sentez aujourd'hui coupable si vous manquez de respect à une personne qui détient un pouvoir supérieur au vôtre. Cela signifie-t-il que vous allez suivre aveuglément un patron incompétent parce qu'il occupe un poste plus important que vous dans l'entreprise ? Cela veut-il dire que vous allez vous laisser abuser par une personne qui détient l'autorité, même s'il s'agit d'un imbécile ou d'un malade ? Il existe des imbéciles et des malades. Le fait de les écouter aveuglément peut être dangereux. L'« IFO » que vous ont inculqué vos parents ne tient pas la route dans ce cas. Vous devez vous en rendre compte !

Avec le temps, vous avez intégré ces « commandements ». Ils sont devenus des lois que vous vous refusez à transgresser et qui vous transforment aujourd'hui en victime. Avez-vous déjà participé à une grève du zèle ? Si oui, vous avez sûrement remarqué que la meilleure façon de nuire à la gestion d'une organisation consiste à suivre les règlements à la lettre. De même, le meilleur moyen de ruiner une vie consiste à suivre aveuglément des règlements qu'on vous a jadis imposés.

Vos parents espéraient obtenir un meilleur contrôle sur vos gestes et vos pensées en vous communiquant ces enseignements. Ils souhaitaient que vous correspondiez à l'image qu'ils se faisaient d'un bon enfant et, pour y arriver le plus efficacement possible, ils vous balançaient des vérités sans nuance, laissant entendre que ce qui n'est pas bon est nécessairement mal et que celui qui n'écoute pas ce qu'on lui dit est nécessairement un mauvais enfant.

Le problème, c'est que le monde n'est pas manichéen. L'« IFO » qu'on vous a enfoncé dans la tête ne s'applique pas nécessairement à la situation actuelle. En fait, tant que vous continuerez à obéir mécaniquement à des « IFO », vous courrez certains risques.

- Vous risquez de vous sentir souvent coupable, soit parce que vous avez appliqué mécaniquement l'« IFO » à une situation qui ne s'y prêtait pas, soit parce que vous ne l'avez pas fait.
- Vous risquez d'être en furie envers des personnes qui, dans votre entourage, ne partagent pas vos « IFO ». Par exemple, si on vous a inculqué l'idée que la flatterie ne mène nulle part et que votre collègue obtient une promotion que vous convoitiez parce qu'elle complimente régulièrement votre patron, vous risquez de la détester alors qu'elle s'efforce tout simplement d'être appréciée par la direction.

- Vous risquez de développer du ressentiment à l'égard de ceux que vous aidez, même s'ils ne le méritent pas, tout simplement parce que le syndrome du « IFO » vous a poussé à faire quelque chose contre votre gré. Par exemple, si vous vous êtes dit : « "IFO" que je vienne en aide à mon frère dans le besoin », alors que vous n'en aviez pas envie, vous pouvez développer un sentiment fort négatif à son égard.
- Vous courez le risque d'éloigner les autres parce que personne n'apprécie de côtoyer un martyr et de le voir souffrir jour après jour, surtout lorsque ce n'est pas nécessaire.

Cela ne veut pas dire pour autant que vous devriez tirer un trait sur les principes qui vous aident à prendre des décisions chaque jour. Suivez plutôt ces quelques conseils.

Apprenez à reconnaître les « IFO »

Si vous vous sentez coupable après avoir pris une décision ou que vous regrettez un geste que vous avez commis, demandez-vous ce qui était à la base de cette décision ou de ce comportement. S'il s'agit d'une loi non écrite (qu'on vous a demandé d'intégrer et de suivre aveuglément, mais qui ne s'applique pas dans toutes les situations) que vous avez respectée et qui n'aurait pas dû s'appliquer dans ces circonstances-là, prenez-en note et promettez-vous de ne plus l'appliquer aveuglément.

Si vous ressentez de la colère parce que vous accomplissez des gestes que vous n'avez pas du tout envie de faire, demandez-vous si un « IFO » est à la base de cette attitude.

Denise recevait toujours ses enfants à Noël. Ils restaient chez elle pendant trois jours. Elle préparait les repas à l'avance, mais il était évident que ces trois journées étaient celles où elle s'activait le plus durant l'année. Elle ne donnait à personne le droit de l'aider. Les « IFO » qui dictaient sa conduite pourraient être définis ainsi : « Une bonne mère fait tout ce qu'elle peut pour rendre ses enfants heureux et un repas de réveillon doit être préparé par la maîtresse de maison. » Cependant, si la période des fêtes la laisse fatiguée et de mauvaise humeur, pourquoi respecter cet « IFO » ?

Découvrez vos « IFO »

Dressez la liste des « IFO » auxquels vous obéissez le plus fréquemment et apprenez à reconnaître les situations au cours desquelles vous êtes tenté de leur obéir aveuglément. Voici deux exemples.

« Je me rends compte que l'"IFO" qui m'a le plus miné au cours des dernières années est celui de venir absolument en aide à mes proches. Un de mes frères a des problèmes de jeu. Chaque fois que les huissiers se présentent, je lui avance un peu d'argent. Mais, le lendemain, il retourne jouer. Au fond, je ne l'aide pas ; je suis complice de son malheur. »

« Pendant des années, mon "IFO" était qu'une bonne épouse doit être obéissante. Mon mari m'insultait, me battait. Et moi, j'endurais. Je n'ai jamais été aussi bien depuis que j'ai décidé que ça n'avait pas de sens. »

Contestez les « IFO » en fonction du contexte

Les situations changent et les principes qui nous guident doivent se transformer aussi. Il suffit souvent de redéfinir une situation ou de prendre un peu de recul pour prendre conscience que l'« IFO » qui nous trotte dans la tête ne s'applique pas à la situation courante.

C'est ce qu'a fait Denise. Elle a redéfini la période des fêtes, qui est passée de « période au cours de laquelle les parents reçoivent leurs enfants en leur interdisant de faire quoi que ce soit pour contribuer à la préparation de l'événement » à « période au cours de laquelle on se rencontre pour faire le point, avoir du plaisir et où toute aide extérieure est bienvenue ». Du coup, elle s'est sentie libérée de tout ce qu'elle s'imposait jusqu'ici.

Cette année, le réveillon aura lieu chez un des fils de Denise. Ça ne veut pas dire que ce dernier devra préparer le repas, non. Denise a commandé le repas auprès d'un traiteur. Elle pourra donc passer la soirée avec le groupe et avoir du plaisir au lieu de tempêter intérieurement.

Les grands principes véhiculés par la religion constituent également des « IFO » :

- « Fais aux autres ce que tu voudrais qu'ils te fassent. »
- « Apprends à tendre l'autre joue. »
- « Aide ton prochain. »

Voilà des principes qui doivent guider l'activité humaine en incitant à la vertu, mais ils ne doivent pas, eux non plus, être suivis mécaniquement, sans prendre en compte le contexte. Certaines personnes méritent d'être punies, d'autres que vous les poursuiviez en justice et non pas que vous leur tendiez l'autre joue. Vous n'avez pas non plus à aider tout le monde aux dépens de vos proches. De grâce, replacez les choses dans leur contexte !

Demandez-vous d'où provient cet « IFO »

Qui vous a énoncé si souvent : « Il faut que tu fasses ceci », « Il faut que tu penses cela » ? Quelle crédibilité attribuez-vous à la personne qui vous a inculqué cet « IFO » ? Possède-t-elle la crédibilité nécessaire pour que vous prêtiez foi à ce qu'elle vous a dit ? J'en profite ici pour vous mettre en garde.

Premièrement, ne présumez jamais que les affirmations d'autrui sont forcément valables. Certaines personnes ne savent pas de quoi elles parlent et il ne faut surtout pas les écouter. Pourquoi accepter ce qu'elles disent comme s'il s'agissait de vérités absolues ? Deuxièmement, ce n'est pas parce qu'une personne est jugée compétente dans son secteur d'expertise qu'il faut nécessairement la croire quand elle émet des opinions sur des sujets qu'elle ne maîtrise pas aussi bien.

Depuis la naissance de son premier enfant, Manon est harcelée par sa mère qui ne cesse de lui dire comment s'occuper de son bébé, comment le nourrir, etc. Jusqu'à hier, elle se pliait à ses suggestions, mais elle s'est rappelée, dans l'après-midi, à quel point elle avait souffert de ses comportements lorsqu'elle était enfant. « Pourquoi écouterais-je les conseils d'une mauvaise mère ? » se demande-t-elle maintenant. Ainsi, les suggestions maternelles ont perdu de leur crédibilité et de leur pouvoir.

Guy est un nouveau vendeur chez Fly. Jusqu'à la semaine dernière, il tentait d'appliquer les conseils d'un collègue qui possède plus de dix ans d'expérience. Mais quand il a été licencié à cause de sa mauvaise performance, Guy s'est dit qu'il avait peut-être eu tort de lui accorder une telle confiance.

Ce n'est pas parce qu'une personne s'évertue à vous convaincre qu'elle a nécessairement raison. Ne vous laissez pas manipuler, faites preuve de jugement.

Refusez de jouer les martyrs

Au travail, apprenez à dire non aux missions qui représentent une surcharge. À la maison, ne vous sentez pas obligé de tout accomplir vous-même. Vous pouvez déléguer une partie des travaux, dans un endroit comme dans l'autre. Vous avez le droit de demander de l'aide. Si vous le faites, vous remarquerez que les gens deviendront plus amicaux.

Personne n'aime avoir affaire à un martyr. Souvent, cela les fait culpabiliser. En accueillant leur aide, vous leur permettez d'apporter une contribution et vous les valorisez. De plus, en vous surchargeant moins, vous êtes moins frustré et vous pouvez, vous aussi, apprendre à mieux apprécier ceux qui vous entourent.

La recherche de la perfection... et comment s'en défaire

Mis à part le respect de l'autorité, s'il est un « IFO » dont on vous a abreuvé pendant l'enfance, c'est bien celui de l'importance d'être parfait. À l'école, la plus belle main d'écriture était toujours montrée devant la classe. Le membre de la famille qui avait la chambre la plus propre était cité en exemple à tous les autres. Les parents se sentaient obligés de dresser pour leur jeune adolescente le portrait-robot du petit ami idéal. Viser la perfection était un mode de vie.

Certaines personnes intègrent ces messages en se martelant qu'il est important de viser un rendement supérieur et de tenter de se dépasser. D'autres finissent par comprendre que tout ce qui n'est pas parfait n'est pas acceptable. Le problème, c'est que la perfection n'existe pas. À force de la viser, on perd notre énergie, notre estime personnelle et le respect de nos collègues.

Véronique est mère de famille, experte en services financiers et compagne de vie de Raymond. Comme elle vise la perfection en tout, elle n'a pas assez de vingt-quatre heures dans une journée pour disposer d'une excellente performance au travail, garder sa maison éclatante, fournir un environnement épanouissant à son enfant et avoir suffisamment d'énergie pour entretenir le désir de Raymond. Dès que sa performance n'est pas parfaite sur un de ces tableaux, Véronique devient déprimée. Hier, elle a remarqué que son fils était allé à l'école avec un pantalon taché. Elle a immédiatement ressenti un grand sentiment d'échec.

Louis devait rédiger un texte afin de remercier un donateur de la fondation universitaire dont il est responsable. Il a rédigé un premier jet qu'il a jeté le lendemain parce qu'il ne lui plaisait pas. Les jours suivants, il a écrit, puis réécrit, et réécrit de nouveau chaque paragraphe. Le texte a finalement été remis en retard et les remerciements n'apparaissent pas dans le programme de la soirée d'hommages. Le chef de Louis est en colère.

À l'impossible nul n'est tenu. Ceux qui entretiennent mentalement le mantra « "IFO" être parfait » font fausse route. Souffrez-vous de cet « IFO » ? Les questions qui suivent vous aideront à y réfléchir.

- Livrez-vous souvent vos travaux en retard ? Si oui, est-ce parce que vous n'arrivez pas à être satisfait de votre performance et que vous vous refusez à remettre un travail qui se situe, à vos yeux, en deçà d'un certain seuil de qualité ?
- Pouvez-vous dormir en sachant que le ménage n'est pas fait chez vous ? Craignez-vous qu'au moment de commettre son méfait un voleur soit dégoûté en apercevant un verre sale dans l'évier et qu'il aille tout raconter au journal télévisé ?
- Refusez-vous de vous lancer dans un projet si vous savez que votre performance ne sera pas parfaite ? Avez-vous l'habitude de vous dire que si ce n'est pas parfait, vous ne le ferez pas ?

Valérie a toujours rêvé de faire du dessin. Elle feuillette régulièrement des livres présentant des œuvres signées par des grands maîtres. L'an dernier, elle a acheté le matériel nécessaire et s'est inscrite à un cours de dessin. Elle a abandonné après le premier cours, quand elle s'est rendu compte que sa première œuvre n'aurait jamais le panache de celles qu'elle voit dans ses livres.

Pierre vient d'être embauché dans une entreprise. Afin de briser la glace avec ses nouveaux collègues, il aimerait bien organiser une soirée thématique.

Toutefois, il n'est pas prêt à le faire maintenant. Il l'organisera quand il sera persuadé d'avoir le meilleur buffet, le meilleur animateur et le meilleur orchestre. En attendant, il reste dans son coin.

Marie est célibataire. Ce n'est pas que les hommes ne s'intéressent pas à elle, bien au contraire. Néanmoins, Marie ne peut se résoudre à donner une chance à un candidat qui ne correspond pas au profil idéal. Celui-ci devra mesurer au moins 1,90 m et avoir des traits fins. Il ne devra pas être poilu. Il devra avoir beaucoup d'argent et conduire une voiture de sport luxueuse (idéalement, une décapotable). Finalement, il devra aussi parler au moins trois langues. En attendant l'arrivée de ce prince charmant, Marie regarde de haut tous ceux qui l'approchent. Pas de doute, elle restera célibataire longtemps !

Que se passe-t-il quand vous refusez de vous engager dans un projet parce que vous savez que votre travail ne sera pas parfait ? Vous appauvrissez votre vie et vous vous opposez à l'apprentissage. Valérie ne saura jamais dessiner parce qu'elle n'admet pas de commencer par le b.a.-ba de l'art. Pierre n'organisera jamais cette soirée parce qu'il n'aura jamais l'assurance qu'elle sera parfaite. Marie, si l'homme de ses rêves l'accoste un jour, n'aura pas développé les habiletés interpersonnelles nécessaires pour assurer la pérennité d'une relation amoureuse.

La vie est un long apprentissage. L'être humain apprend par ses succès et ses échecs. Si vous faites en sorte de ne jamais connaître les uns et les autres, vous choisissez de cesser de grandir. Si vous souhaitez, au contraire, combattre le « IFO être parfait », suivez les quelques conseils que voici.

Découvrez les normes de qualité des autres

Quand arrive le temps d'évaluer la qualité d'un travail, chacun ne se base pas sur les mêmes critères. Il est probable, si vous êtes hanté par l'obsession de la perfection, que vos propres critères dépassent considérablement ceux des gens qui vous entourent.

Tentez de découvrir ce qui constitue un travail bien fait pour ceux qui vous entourent. Si vous êtes étudiant, lisez un travail auquel ce professeur a attribué 18/20 et demandez-vous quelle note vous lui auriez donnée. Si vous répondez 12/20, vous voyez bien que vos attentes sont exagérées. De même, si vous êtes au travail, demandez à votre patron si vous pouvez jeter un coup d'œil au type de rapport qu'il préfère recevoir.

Vous vous rendrez compte que les gens se satisfont souvent de bien moins que ce que vous vous imposez. Ce que l'on vous demande, c'est d'atteindre certaines normes. Si vous vous entêtez à en faire plus, ce sera au détriment d'autres aspects de votre travail ou de votre vie.

Devenez amateur de sport

Les amateurs de sport endurcis aiment bien les statistiques. Il est amusant de les entendre parler de leurs vedettes préférées. Si vous vous prêtez à l'exercice, vous remarquerez rapidement que les joueurs qui sont rentrés dans l'histoire n'étaient pas parfaits. Les joueurs de baseball qui ont frappé le plus de coups de circuit ont souvent à leur fiche un nombre de retraits au bâton impressionnant. Pourquoi sont-ils devenus célèbres ? C'est bien simple : ils faisaient de leur mieux. Ils ne restaient pas chez eux à se lamenter en se disant que ça ne valait pas la peine d'aller jouer s'ils n'étaient pas assurés de frapper un coup de circuit à chaque apparition au bâton.

Accordez-vous des congés de tâches ménagères

Un samedi, au lieu de vous lancer dans les corvées ménagères, décidez de jouer avec les enfants ou de lire un bon livre. Ne faites pas les lits.

Gardez la vaisselle pour la fin de la journée. Laissez le panier de linge sale déborder et souriez toute la journée !

Demandez à votre enfant de préparer son déjeuner lui-même. Regardez-le faire alors qu'il étend maladroitement du beurre sur la table sans s'en rendre compte. Empêchez-vous d'intervenir si vous remarquez que son sandwich est mal emballé. Restez zen, même si la cuisine est en désordre durant vingt ou trente minutes.

Lancez-vous dans des projets

La lecture de ce titre vous a peut-être rappelé quelques projets qui vous sont chers mais que vous avez jusqu'ici repoussés parce que vous craignez de ne pas les mener à la perfection. Dressez-en une liste et choisissez-en un au hasard. Puis, lancez-vous en vous efforçant d'éprouver du plaisir. Le résultat ne sera pas parfait. Mais, vous aurez appris. Vous vous serez amusé. Et vous serez en mesure de vous approcher encore davantage de la perfection la fois suivante.

Clé n° 3

Le jugement constitue la troisième clé de la résilience. Développer son jugement, c'est acquérir une certaine indépendance, parce qu'en étant en mesure de juger soi-même de la situation en cours, on n'a pas à respecter les « IFO » qu'on nous a inculqués de force dans la tête depuis notre naissance. Le jugement mène également à la sérénité parce qu'il nous permet d'être fier de notre performance même si celle-ci pourrait être améliorée. Plus précisément, cette clé nous permet de déterminer, justement, comment elle pourrait être améliorée.

Le jugement vous donne la capacité de quitter le confort douillet des gestes automatisés et vous rend capable de décider de ce que vous entendez faire. Voyons comment vous pouvez le développer.

Débarrassez-vous des obligations qui n'en sont pas

Chaque fois que se présente une situation et que vous vous surprenez à dire « IFO » (« Il faudrait que je... » ; « Un bon garçon ferait... » ; « Une fille polie ne fait pas ça... » ; « Pour être un bon employé, je dois... » ; etc.), coupez court à cette pensée et remplacez cette injonction par la question suivante (exemple page 57).

Gilles devait partir en vacances le lendemain quand deux collègues lui ont appris qu'ils attendaient qu'il s'absente pour remettre leur démission et mettre la directrice dans l'embarras. Ainsi, il a pensé annuler ses vacances. Son « IFO » était le suivant : un bon employé n'abandonne pas son employeur quand ça va mal.

Mais au lieu de succomber à son « IFO », Gilles a dressé la liste des choses qui se présentaient à lui. Il pouvait certes annuler son voyage, mais également avertir sa directrice. C'est ce qu'il a fait et elle lui a suggéré de prendre ses vacances comme si de rien n'était en lui promettant que l'entreprise serait encore là à son retour.

Finalement, non seulement l'entreprise était toujours là à son retour, mais les deux employés concernés n'avaient pas remis leur démission.

Compte tenu des circonstances, quelle serait la meilleure décision à prendre ?

Dressez la liste des options qui s'offrent à vous. Pesez le pour et le contre. Demandez-vous quelles seront les conséquences de chaque solution. Tenez compte des facteurs aggravants ou atténuants, puis prenez une décision.

....

....

....

....

....

....

....

....

....

....

....

Quand vous vous sentez sur le point de jouer les martyrs, arrêtez un instant et posez-vous les questions suivantes. Qui souhaite que je m'impose tout ce travail ? Les autres ou moi ? Est-ce que je suis en train de me surcharger tout seul ? Suis-je en droit de demander de l'aide ? Pourquoi ai-je envie de voir les autres se sentir coupables vis-à-vis de moi ? Décidez ensuite consciemment de la pertinence de ce comportement. Prenez la décision de le poursuivre ou de passer à autre chose. Attirer la pitié des autres n'est pas la meilleure manière de s'affirmer.

Quand vous remarquez que votre « IFO » de perfectionnisme prend le dessus, prenez une pause et faites le point. Qu'est-ce qui est attendu de vous ? Vous imposez-vous des critères supérieurs aux attentes ? Cela nuit-il à votre performance ? Choisissez ensuite ce que vous ferez en fonction de votre situation particulière et non parce que vous visez la perfection.

Cela ne signifie pas que je vous encourage à offrir un rendement médiocre. Loin de là ! L'être humain a besoin de se dépasser. Il est normal de désirer chaque fois faire mieux que la précédente. Ce besoin d'amélioration, en plus d'augmenter votre sentiment de fierté, vous pousse à l'action. Mais quand vous vous imaginez que ce sera la perfection ou rien du tout, vous sombrez dans l'immobilisme.

Les autres aussi sont sous influence

Faire preuve de jugement vous permettra également de prendre conscience des « IFO » qui animent ceux qui vous entourent. Vous vous rendrez compte que certains de leurs « IFO » leur nuisent plus qu'ils ne les aident. Devrez-vous alors le leur faire remarquer ?

C'est encore une fois votre jugement qui vous aidera à décider. Certaines personnes craignent de sortir de la zone de confort garantie par les « IFO », car, si elles prenaient leurs propres décisions au lieu de suivre aveuglément ce qu'on leur a ordonné de faire, elles devraient assumer la responsabilité des échecs comme celle des succès. Ces personnes ne sont pas prêtes à devenir responsables. Si vous les encouragez à se remettre en question, elles deviendront agressives et tenteront de vous fuir. D'autres, en revanche, vous en seront fort reconnaissantes.

Ne rien dire ne sous-entend pas que vous êtes d'accord avec les « IFO » de l'autre personne, cela signifie simplement que vous avez jugé bon de ne pas intervenir afin de préserver la qualité de votre relation avec cette personne.

Utiliser son jugement pour prendre des décisions, c'est finalement reprendre le contrôle sur sa vie ; c'est aspirer au rôle principal de son existence plutôt que jouer les figurants ; c'est choisir d'être au volant plutôt qu'occuper le siège du passager.

Chapitre 4

Ne le prenez pas pour vous

« Elle était toute petite, ma vie ; mais c'était une vie, c'est-à-dire le centre des choses, le milieu du monde. »
Anatole France.

« Un raseur est un type qui parle sans arrêt de lui quand j'ai envie sans arrêt de parler de moi. »
Sacha Guitry.

Un beau matin, vous vous rendez compte que vous avez un bouton sur le visage et vous imaginez que, toute la journée, tout le monde va le remarquer. Vous pensez la même chose quand vous remarquez une tache de sauce sur votre cravate ou votre chemisier. Vous avez raison : après tout, que feraient les gens de leur vie s'ils n'avaient pas votre bouton ou votre tache de sauce à contempler ?

Si un ami vous dit que tel vêtement vous va très bien, comprenez-vous que vos autres vêtements sont laids ? S'il vous invite à dîner dans un restaurant végétarien, comprenez-vous qu'il vous trouve gros et qu'il s'agit là d'un message vous encourageant à améliorer votre alimentation ? S'il mentionne l'excellente performance au travail d'un collègue, entendez-vous que la vôtre est ordinaire ou nulle ? S'il ricane au moment où vous le croisez, pensez-vous qu'il se moque de vous ?

La personnalisation

La personnalisation, c'est l'habitude de se rendre responsable de ce qui arrive. Les gens qui personnalisent sont équipés d'un radar qui perçoit uniquement, dans les gestes et les paroles des autres, les éléments susceptibles de les rabaisser ou de diminuer leur valeur personnelle. Cette façon de voir et de penser suscite la colère ou la déprime.

Un cas de personnalisation

Ce matin, le directeur de Mireille, demandant l'attention de tous les employés présents, explique que les ventes du trimestre sont inférieures à celles du trimestre précédent et souligne que certains vendeurs doivent arrêter de traîner des pieds. Immédiatement, malgré le fait que huit personnes composent le service des ventes, Mireille se sent visée. Pas de doute, le directeur parle d'elle. Heureusement, il est assez délicat pour ne pas la nommer et ainsi l'humilier devant ses collègues. La nouvelle la déprime tout de même. A-t-elle ce qu'il faut pour travailler dans le domaine de la vente ? Son embauche a peut-être été une erreur que l'entreprise paye maintenant par la chute de ses ventes. Mireille commence déjà à penser qu'elle devrait changer d'emploi.

Dans cet exemple, Mireille est assaillie par un sentiment de déprime. La personnalisation aurait aussi pu se manifester par un accès de colère : « Comment ose-t-il me dire que mes chiffres sont en baisse ? Si notre produit offrait un meilleur rapport qualité-prix, le vendre serait plus facile. Avant de m'attaquer, il devrait se regarder le nombril. Je me demande parfois s'il mérite que je travaille pour lui ! »

Déprime et colère sont deux émotions désagréables ; la première résulte de l'impression que vous ne valez pas grand-chose, la seconde, qu'on vous a floué. Ce sont les émotions les plus fréquentes chez ceux qui montrent une tendance à la personnalisation. Mireille avait-elle d'autres options ? Oui. Voici ce qu'elle aurait pu faire même si elle se sentait personnellement visée par les propos du directeur.

- Elle aurait pu vérifier son rendement réel puisqu'elle a accès à ses statistiques de vente. Si elle avait fait l'exercice, elle se serait rendu compte que ses ventes étaient en hausse et que la remarque de son directeur pouvait difficilement la viser.
- Elle aurait pu demander à son chef, en privé, d'être plus spécifique, voire de nommer le membre de l'équipe visé par sa remarque. De cette manière, elle aurait pu se faire confirmer que le problème ne la touchait pas.
- Elle aurait pu se rappeler qu'il a l'habitude d'haranguer son équipe de cette manière quand il se sent un peu las ; elle aurait alors compris que cela n'a rien à voir avec le rendement réel du groupe. C'est sa manière (peu efficace, certes, mais sa manière tout de même) de fouetter ses troupes.
- Il existe toujours plusieurs interprétations possibles aux paroles ou aux gestes d'une personne. La personnalisation a plusieurs conséquences néfastes.
- La personnalisation est blessante parce que, tout comme Mireille lorsqu'elle a entendu son directeur parler des chiffres de vente, vous choisissez naturellement l'interprétation qui vous fait le plus mal.

- La personnalisation vous isole parce que, pendant que vous êtes en colère ou que vous vous sentez coupable, vous perdez la capacité d'entrer en contact avec les personnes qui, involontairement, vous ont blessé.
- La personnalisation mine votre énergie. Entretenir des sentiments de colère et de culpabilité exige une énergie que vous auriez pu investir, par exemple, dans la poursuite de vos objectifs ou l'expansion de votre réseau personnel.
- La personnalisation réduit votre niveau de résilience. Ce n'est pas étonnant, parce qu'elle mine votre confiance et votre sentiment d'avoir le contrôle sur les choses. Vous en venez à douter des gens qui vous apprécient le plus. Vous vous sentez assiégé. Mais comment pouvez-vous moins personnaliser ? Trois pistes s'offrent à vous.

Restez à l'écoute de vos émotions

Si vous vous rendez compte que vous ressentez soudainement de la colère ou de la culpabilité, demandez-vous ce qui a déclenché ce sentiment. Pour illustrer le processus, reprenons l'exemple de l'ami qui vous invite à dîner dans un restaurant végétarien. Vous ressentez immédiatement de la colère parce que vous croyez qu'il vous trouve gros ou qu'il vous transmet le message que vous devriez manger moins souvent dans des fast-food. Percevoir votre colère vous révèle que quelque chose se passe en vous. En cherchant ce qui a déclenché ce sentiment, vous découvrirez rapidement que c'est l'invitation à dîner.

Demandez-vous si d'autres interprétations sont possibles

Posez-vous cette question par rapport à l'événement qui vous a mis en colère ou a généré en vous un sentiment de culpabilité. Tout comme Mireille, vous serez généralement en mesure d'en découvrir plusieurs.

- Mon ami a décidé de faire attention à son alimentation et ce choix de restaurant trahit ses préoccupations.
- Il aime bien les nouveautés. Ce restaurant vient d'ouvrir et il a envie de l'essayer.
- Mon ami a envie de déjeuner en ma compagnie. Il a choisi ce restaurant au hasard.
- Il ne veut pas utiliser sa voiture pour aller dîner. Ce restaurant végétarien est très proche. Nous pouvons nous y rendre à pied.

Remarquez qu'après avoir découvert d'autres interprétations possibles aux propos qui vous ont offensé, vous vous sentez déjà moins coupable ou moins en colère. Vous venez de réduire les risques d'avoir été attaqué en prenant conscience du fait que votre première réaction n'était pas nécessairement fondée.

Cherchez des preuves

Elles viendront confirmer l'interprétation qui est la plus juste. Vous pourriez demander par exemple à cet ami pourquoi il a pensé à ce restaurant-là. Parce qu'il est accessible à pied ? Vous voilà rassuré ! Vous pourrez utiliser votre énergie de manière positive, en choisissant d'apprécier le repas au lieu de nourrir votre ressentiment.

Cette démarche, aussi simple soit-elle, vous permettra de passer de meilleures journées. Identifiez l'émotion. Trouvez les interprétations possibles. Cherchez des preuves.

Vous n'êtes pas le centre du monde

Les gens qui personnalisent se donnent souvent une importance démesurée. Ils supposent que les propos des gens qui les entourent sont presque tous en rapport avec eux. Si vous avez tendance à personnaliser, sachez que les gens se préoccupent davantage d'eux que de vous. Vous n'êtes pas le centre de leur vie ; ils ont autre chose à faire que d'émettre constamment des critiques à votre sujet.

D'ailleurs, la personnalisation ne découle pas nécessairement de propos mal interprétés. Elle peut également résulter de gestes. Voici quelques exemples.

La piscine de la honte

Les voisins de Marc viennent de faire l'acquisition d'une piscine de luxe creusée dans le sol. Ainsi, Marc se sent ridicule avec sa piscine hors de terre pas très grande et bien ordinaire. Il n'en dort plus et, depuis quelques jours, il évite de saluer son voisin de crainte que celui-ci ne plaisante à ce sujet. Marc se souvient avec nostalgie de l'été passé. Il ne pense pas qu'il aura le cœur à la baignade cet été. Il a honte.

Louise, chanteuse déchue et déçue

Dans ce bar de la rue Lindsay, la soirée va bon train et Louise s'amuse beaucoup. Cette fête de bureau est une véritable réussite. L'animateur annonce maintenant le lancement d'une activité karaoké. Gisèle, une collègue de Louise, est la première à se présenter au micro. On lui impose une chanson de Dalida qu'elle entame immédiatement avec un talent certain. Louise n'en revient pas : Gisèle est vraiment meilleure qu'elle en chant. Face à cette prestation, son degré de plaisir descend presque au niveau zéro. Elle n'a plus du tout envie d'être là. Elle a l'impression d'être une incapable et se sent piégée.

La jalousie fraternelle de Bernard

Une réunion familiale avait lieu dans la famille de Bernard dimanche dernier. Tout allait bien jusqu'à ce que Jean-François, le frère de Bernard, arrive à la maison avec sa nouvelle compagne, une femme superbe. Bernard se dit que jamais il ne pourrait se présenter avec une telle femme au bras. Il est soudainement mélancolique et ne parle presque plus de la soirée.

Croyez-vous vraiment que le voisin de Marc a investi 10 000 euros dans l'acquisition d'une piscine pour faire honte à son voisin ? Pensez-vous que la prochaine évaluation des employés de l'entreprise où travaille Louise sera effectuée en fonction de leurs talents vocaux ? Imaginez-vous que Jean-François a choisi sa nouvelle petite amie dans le but d'en faire pâtir son frère ?

Pensez-vous également que tous les autres voisins ont le regard fixé sur Marc et qu'ils se demandent tous comment il réagira à l'outrage qui lui a été fait ? Croyez-vous que les paris vont bon train entre l'hypothèse A (Marc va se faire creuser une piscine plus grande que celle de son voisin) et l'hypothèse B (Marc va faire une tentative de suicide) ? Il est fort probable que tout le monde se moque éperdument du drame qui occupe l'esprit de Marc !

Si vous pensez être le centre du monde, vous avez souvent tendance à vous comparer aux autres, ce qui n'est pas mauvais en soi puisque cela vous permet de découvrir vos forces et vos faiblesses. Grâce à la comparaison, vous êtes en mesure de vous féliciter de vos forces (ce qui fait grandir votre plaisir d'être vous-même) et vous pouvez entreprendre de pallier vos faiblesses. Le fait de se comparer aux autres est sain si la comparaison est objective.

Le problème de ceux qui personnalisent, c'est qu'ils ne perçoivent que les éléments comparatifs qui les défavorisent et qu'ils utilisent ces perceptions pour mettre en doute leur valeur personnelle. On peut citer quelques exemples.

« Mon voisin a une plus belle piscine que moi. C'est probablement parce qu'il est plus riche ou parce qu'il est plus doué que moi. Je ne suis pas brillant. Je ne vaux pas grand-chose. Je devrais avoir honte. »

« Gisèle chante mieux que moi. Je suis moins douée qu'elle. C'est pour ça que je travaille moins bien.

J'ai de la chance que l'on me garde dans l'entreprise. Je ne mérite pas d'être directrice des comptes clients. »

« Mon frère a une petite amie et je n'en ai pas. Je ne suis pas attirant. Les gens m'évitent. Je ne pourrai jamais ressentir le bonheur que j'ai lu dans les yeux de mon frère. »

La personnalisation va parfois plus loin encore. Il arrive que les gens se comparent défavorablement avec le portrait idéalisé qu'ils entretenaient d'eux-mêmes dans leur jeunesse, à l'époque où l'on croit encore pouvoir voler comme Superman ou sauver le monde comme Batman.

Francine rêvait de devenir une vedette de la chanson et elle a fini par devenir chef de rayon dans une quincaillerie. Pour passer le temps, elle ressasse tous les soirs l'idée qu'elle a lamentablement échoué. Ce comportement diminue son estime personnelle, fait chuter le plaisir qu'elle pourrait ressentir au travail et l'empêche de se lancer dans l'action afin de réaliser ses rêves.

Il arrive finalement que les gens réagissent au sentiment de dévalorisation qui les envahit en recourant au cynisme ou en se lançant dans des projets qui les desservent.

S'il se laissait aller au cynisme, Marc pourrait laisser sous-entendre que son voisin a payé sa piscine avec de l'argent emprunté, voire acquis illégalement. Il pourrait aussi supposer qu'il s'est fait berner par son vendeur.

Marc pourrait se débarrasser de sa piscine, en faire creuser une plus grande que celle de son voisin, en profiter pour faire aménager un étang naturel et, s'il lui reste un peu d'espace, faire construire un court de tennis au fond de son terrain. Finalement, pour sauver son honneur (à ses propres yeux), il se sera endetté au-delà de sa capacité de remboursement.

Qu'il utilise le cynisme ou qu'il se lance dans des projets nuisibles, Marc sera-t-il plus heureux ?

Des moyens pour vous sentir moins affecté

Si vous vous reconnaissez dans les descriptions présentées jusqu'ici dans ce chapitre, je vous encourage à recourir aux cinq techniques présentées dans les pages suivantes.

Demandez-vous : « Suis-je disposé à faire cela ? »

Vous aimeriez jouer de la flûte traversière comme votre amie, mais êtes-vous disposé à investir le temps et les efforts nécessaires pour arriver à ce niveau de maîtrise ? Vous aimeriez être un auteur publié, mais êtes-vous prêt à passer toutes ces heures reclus à faire des recherches, à écrire, lire et relire votre texte pour l'améliorer ? Vous aimeriez posséder une voiture aussi luxueuse que celle de votre beau-frère, mais êtes-vous prêt à assumer des paiements mensuels aussi élevés pendant quatre ou cinq ans ? Vous aimeriez exhiber des muscles comme ceux d'un collègue, mais êtes-vous disposé à adopter une diète sévère et à faire de l'exercice cinq fois par semaine ? L'acquisition de biens, de muscles ou de talents ne se fait jamais sans efforts. Êtes-vous prêt à souffrir ?

La prochaine fois que vous envierez quelqu'un, demandez-vous si vous êtes disposé à investir le temps, l'argent et les efforts qu'il a mis pour en arriver là. Il est fort probable qu'il vous fera moins envie quand vous comprendrez les sacrifices qu'il a réalisés.

Demandez-vous ensuite ce que vous auriez dû sacrifier si vous aviez investi vos ressources ailleurs. Le temps étant une ressource disponible en quantité limitée, il est impossible de tout faire. Si vous aviez passé toutes ces heures à apprendre la flûte traversière, vous auriez été moins présent à la maison avec votre moitié, vous auriez dû renoncer à ce cours d'informatique ou à vos chances d'obtenir une promotion au bureau. Cela en aurait-il valu la peine ? C'est vous qui le savez !

Les êtres humains font des choix. Ces choix les mènent dans des directions différentes. Si vous souhaitez améliorer votre sort, cessez d'envier les choix des autres et occupez-vous dès aujourd'hui de réaliser vos rêves.

Soyez content des succès d'autrui

Vous pouvez constater des faits sans vous sentir obligé de vous comparer à qui que ce soit. Vous sentez-vous dévalorisé si votre enfant obtient une moyenne générale plus élevée que celle que vous avez eue quand vous alliez à l'école ? Au contraire, vous êtes plutôt fier et content pour lui. Pourquoi serait-ce différent dans d'autres circonstances ?

Devant le talent de Gisèle au karaoké, Louise pourrait la féliciter au lieu de l'envier. Cela améliorerait la qualité de leur relation professionnelle. Marc pourrait complimenter son voisin pour l'achat de sa piscine enterrée et lui faire remarquer que, grâce à cette amélioration de sa propriété, la valeur marchande des maisons du quartier vient d'augmenter.

La vie n'est pas un jeu manichéen ; ce n'est pas parce qu'une personne gagne qu'une autre perd nécessairement. Certains peuvent améliorer leur situation sans que les autres y perdent quoi que ce soit. Habituez-vous à être content du succès des autres. Félicitez-les et passez à autre chose.

Développez votre gratitude

Je traiterai plus amplement de la gratitude au chapitre 6. Je me contente pour l'instant de mentionner le fait que, si vous preniez conscience de tout ce que vous possédez et du nombre important de personnes qui vous ont aidé dans votre vie, la balance pencherait en votre faveur au moment de vos douteuses comparaisons. C'est garanti ! Au lieu de vous comparer uniquement sur les aspects où vous êtes plus faible, repensez à vos accomplissements passés et aux forces que vous avez maintes fois démontrées. Vous adopterez alors une vision plus complète et plus juste de votre valeur réelle par rapport à celle des autres.

Préparez-vous à vous confier

Supposons un instant que vous vous apprêtiez à confier à un ami ce que vous ressentez en ce moment. Prenez une feuille et écrivez ce que vous lui raconteriez.

....

....

....

....

....

....

....

....

....

....

....

Aidez-vous des exemples de Marc et de Louise.

« Ça m'écœure que mon voisin ait acheté une plus grosse piscine que la mienne. Je ressens un sentiment d'échec depuis qu'il l'a fait installer. J'en ai même des difficultés à dormir », soupire Marc.

Louise se plaint : « Quand j'ai vu que Gisèle chantait mieux que moi, je l'ai vraiment pris comme un affront. J'ai l'impression que si elle peut chanter mieux que moi, elle est aussi meilleure que moi au travail. »

Une fois votre texte rédigé, relisez-le et demandez-vous si vous êtes vraiment prêt à confier cela à quelqu'un. Dans bien des cas, le simple fait d'écrire ce que vous ressentez est libérateur et fait disparaître les sentiments négatifs parce que vous vous êtes vous-même surpris d'avoir réagi trop fortement.

Si le sentiment négatif ne s'envole pas, imaginez maintenant ce que vous répondrait un ami si vous lui lisiez ce texte. Il est probable qu'il vous dirait que votre réaction est disproportionnée. Imaginez la scène et, si le sentiment négatif persiste encore, passez à l'acte, confiez-vous. Vous avez assurément quelque chose à apprendre sur vous-même.

Relevez le défi !

Si vous réalisez, en vous comparant avec une autre personne, que vous souhaitez absolument acquérir un bien ou développer un talent, ne vous contentez pas de soupirer. Montez un plan d'action et lancez-vous dès aujourd'hui !

Que vous manque-t-il pour réaliser cet objectif ? De quelles ressources aurez-vous besoin ? Qu'est-ce qui pourrait nuire à ce projet ? Par quelles étapes devrez-vous passer pour réaliser ce rêve ? Ne planifiez pas trop, commencez. Si vous ne le faites pas et que ce projet vous tient réellement à cœur, vous regrettez tôt ou tard de ne pas l'avoir concrétisé.

Rappelez-vous qu'entreprendre un projet, c'est déjà commencer à réussir. Chaque étape constitue une occasion de réjouissance et de vous autoféliciter. Chaque étape réalisée renforce votre résilience.

Clé n° 4

L'objectivité constitue la quatrième clé de la résilience. Elle est la capacité qu'une personne possède de se percevoir honnêtement et de voir le monde tel qu'il est, sans préjugés ni partialité. C'est un état d'esprit idéal que peu de gens peuvent réellement atteindre, mais qu'il est néanmoins sain de viser.

Les effets négatifs de la personnalisation surviennent quand l'imagination s'emballe. À ce moment-là, il vous est facile de vous percevoir comme un moins que rien et d'attribuer aux autres des qualités tellement formidables qu'elles diminuent encore davantage le peu de valeur que vous conserviez à vos propres yeux. Rien n'est plus efficace qu'une bonne dose de réalité pour nous ramener sur terre.

Vous remarquerez que le manque d'objectivité n'a pas pour seule conséquence de vous rabaisser et de vous immobiliser. Une mauvaise lecture de la réalité peut également vous pousser à établir des conclusions trop optimistes.

Bien interpréter la réalité

Parce qu'il a aidé son supérieur à mettre en place de nouveaux processus, Richard est persuadé qu'il maîtrise parfaitement la gestion de projets. C'est la raison pour laquelle il s'est montré intéressé à prendre en charge l'agrandissement de la succursale de Saint-Nicéphore. Heureusement, son chef ne le laissera pas prendre les rênes, car il connaîtrait un échec retentissant.

Ce matin, à l'ouverture du magasin, Martin a souri à Mélissa. Celle-ci s'imagine maintenant que Martin a un faible pour elle. Elle est sur un nuage et elle s'apprête à confier son intuition à une collègue. Cependant, si vous en informiez Martin, il vous dirait qu'il ne comprend pas ce que Mélissa a pu interpréter.

La manière dont vous percevez vos forces, vos faiblesses et le monde qui vous entoure a un impact considérable sur votre confiance personnelle et votre capacité à faire bouger les choses. Plus votre regard sera objectif, plus vous choisirez des défis que vous serez en mesure de relever et plus vous pourrez continuer à améliorer vos relations interpersonnelles sur des bases authentiques.

Il est donc important, quand vous vous sentez heurté par le commentaire d'une personne, par exemple, de vous assurer que votre interprétation corresponde à la réalité. De cette manière, vous pourrez répondre correctement au lieu de réagir comme si vous veniez d'être attaqué.

De plus, rappelez-vous, quand vous avez tendance à vous comparer à d'autres personnes, que le succès d'un individu repose sur l'équilibre et qu'il est hasardeux de se comparer sur une seule facette de la vie ou sur un seul élément de la personnalité. La personne dont vous enviez le succès en affaires n'a peut-être plus d'amis et sa santé est peut-être défaillante. Ne vous laissez pas aveugler par un seul critère de comparaison.

Il est tentant de généraliser à partir d'un seul élément d'information et de supposer que la personne qui vous est supérieure sur un plan vit sans souci, dans l'opulence et sans jamais s'en faire pour sa qualité de vie. Mais, une telle généralisation ne tient pas la route. Enlevez-vous ça de la tête immédiatement !

Ne supposez pas non plus que les personnages que vous suivez dans les émissions de télévision sont réels. Ce n'est pas parce que vous pouvez voir chaque jeudi les aventures de quelques jeunes sans emploi habitant des lofts luxueux et jouissant de toutes les commodités que ce style de vie existe vraiment. Ce n'est pas parce que les personnages auxquels vous vous identifiez ne sont jamais au travail qu'il est possible de jouir d'un train de vie au-dessus de la moyenne sans jamais devoir travailler. Il s'agit d'œuvres de fiction, ne l'oubliez pas !

Restez également objectif quand une personne vous adresse un reproche ou un compliment. Dans le premier cas, vous risquez de plonger dans la déprime ; dans le second, de vous lancer dans des projets que vous ne pourriez pas mener à terme. Pour réagir avec mesure à un reproche ou à un compliment, il faut parfaitement se connaître.

Interrogez-vous sur la personne qui vous adresse ces félicitations ou ces réprimandes. Demandez-vous si cette personne possède la compétence nécessaire pour porter un jugement fiable sur ce que vous êtes et sur votre performance. Si vous ne trouvez pas de preuve de sa compétence, ne tenez pas compte de ce qu'elle dit ou cherchez à obtenir un autre avis. Il est tout aussi néfaste de faire confiance à un flatteur que d'écouter une personne négative.

Si vous doutez de vos compétences, renseignez-vous sur les moyens de les évaluer. Des examens écrits ou oraux vous permettront d'évaluer votre connaissance d'une langue. Des tests ou des simulations vous aideront à cerner vos compétences en gestion. Vous pouvez avoir une meilleure idée de vos qualités de vendeur en questionnant quelques-uns de vos clients et en analysant leurs réponses. Une discussion franche vous permettra de découvrir ce que votre conjoint pense de vous. Vos collègues pourraient vous dire ce qu'ils ressentent de la manière dont vous prenez vos décisions. Ne vous fiez pas à de simples impressions. Assurez-vous que votre perception repose sur des faits.

Être objectif, c'est percevoir la réalité telle qu'elle est et se rendre capable de prendre de meilleures décisions en évitant de se sous-estimer ou de se surestimer.

Chapitre 5

Cessez de vous en faire

« J'ai craint beaucoup de choses dans ma vie. La plupart de mes craintes ne se sont jamais concrétisées. »

Mark Twain.

Êtes-vous du genre à être angoissé quand tout va bien ? Vous dites-vous à ce moment-là que ce n'est pas normal et que, si tout semble aller bien, c'est sûrement parce que quelque chose d'effrayant se trame à votre insu ? Il semble qu'une bonne partie d'entre nous soit incapable d'apprécier l'instant présent parce que nous nous inquiétons pour l'avenir. Remarquez que, dans bien des cas, ce sont nos parents qui nous ont communiqué cette manie.

En raison de problèmes familiaux, j'ai passé une partie de mon enfance chez mes grands-parents. À l'automne 1970, alors que j'étais en classe de

CM1 et que j'aurais dû profiter de mes soirées pour jouer avec les autres enfants, je restais à la maison. Pourquoi ? Parce que ma grand-mère avait réussi à me faire croire que le Front de libération du Québec m'enlèverait si je mettais le nez dehors. Après Laporte et Cross, ils en avaient contre le petit Samson ! J'ignorais d'où provenaient ses renseignements, mais ma grand-mère semblait en savoir long sur les motivations des felquistes[1].

Plus tard, alors que j'étais de retour chez moi, je me suis encore fait réprimander : il ne fallait pas quitter la maison sans porter des chaussettes et des shorts propres. « On ne sait jamais quand tu auras un accident. Que dirais-tu de te retrouver à l'hôpital avec des shorts sales ? » Je n'ai jamais compris comment ma mère pouvait savoir que je courais plus de chances qu'un autre d'avoir un accident, mais je sais aujourd'hui que ses conseils ne valaient pas grand-chose : après un accident du genre de celui qui m'aurait envoyé à l'hôpital, mes shorts seraient arrivés sales de toute façon.

Identifiez vos craintes injustifiées

Qu'en est-il de votre côté ? Que vous a-t-on dit pour vous pousser à devenir adulte trop vite ? De ne pas grimper aux arbres pour ne pas vous casser le cou ? De ne pas jouer à l'extérieur l'hiver pour ne pas attraper la grippe ? Traînez-vous, encore aujourd'hui, ce sentiment d'une crise imminente qui vous empêche d'apprécier l'instant présent ? Questionnez-vous sur les peurs qu'on vous a inculquées afin de pouvoir les transcender. Comprenez-moi bien ; je ne vous encourage pas à sauter du cinquième étage ou à vous en prendre aux gangs de rues qui hantent votre quartier. Dans les cas cités, la peur est une émotion normale qui vous indique un danger. Ce sentiment a pour fonction de vous protéger. Quand il devient dysfonctionnel, cependant, il risque de vous nuire plus qu'il ne vous aide.

1. Membre du Front de libération du Québec.

La peur peut vous empêcher de profiter de la vie

Lorsqu'elle s'est rendu compte qu'il y avait une bosse dans son sein gauche, Rachelle a paniqué. Paralysée à l'idée qu'on lui annonce qu'elle souffrait d'un cancer, elle a retardé pendant trois ans l'examen médical que son état nécessitait. La bosse n'était pas cancéreuse. Pendant ces trois années, elle a traîné le sentiment d'une mort imminente, mais n'a rien entrepris. Elle s'est tout simplement empêchée de profiter de la vie.

La peur peut vous empêcher de vous réaliser

Martin avait toujours rêvé d'être dessinateur de bandes dessinées. Il passait ses soirées à créer des personnages et des histoires. Cependant, il n'a jamais soumis ses œuvres à un éditeur : « J'ai bien trop peur qu'on me dise non. Je préfère continuer à créer en me disant que mon heure de gloire viendra un jour. »

La peur peut vous isoler

Patrick vient de recevoir d'un ami qui ne pouvait les utiliser deux billets pour un show de Bruce Springsteen. Il aimerait inviter sa collègue Carole, car il l'apprécie et sait qu'elle adore cet artiste, mais il ne parvient pas à lui proposer la sortie. Il a peur d'essuyer un refus. Après avoir ruminé pendant trois jours, il va au spectacle seul et jette l'autre billet.

Vous avez peut-être noté des points communs entre ces trois exemples. Chacun de ces personnages se sent à la fois vulnérable et impuissant (« Je n'y peux rien ; c'est le cancer », « Je n'y peux rien ; aucun éditeur ne voudra me publier », « Je n'y peux rien ; Carole ne voudra pas sortir avec moi »). Ce sont ces sentiments de vulnérabilité et d'impuissance qui provoquent une peur injustifiée et vous paralysent.

De plus, la crainte constante de l'avenir réduit votre espérance de vie, nuit à votre digestion et affecte votre capacité cardiovasculaire.

Si vous vous reconnaissez dans ces descriptions, ce chapitre est pour vous. Vous y découvrirez comment vous pouvez calmer vos craintes lorsqu'elles ne sont pas justifiées.

Calmez vos démons

Pour venir à bout des peurs non fondées, vous devez d'abord contrôler vos sentiments de vulnérabilité et d'impuissance. Vous y arriverez en suivant les étapes suivantes.

Ne restez pas seul

Identifiez une personne de confiance et faites-lui part de ce qui vous terrorise. Verbaliser les pensées qui vous paralysent sera parfois suffisant pour vous aider à comprendre que votre interprétation des faits est sans rapport avec la réalité. Votre crainte fondra comme neige au soleil. Tant que vos pensées ne sont pas verbalisées, elles hantent votre esprit tout en restant floues, inatteignables.

De plus, la simple verbalisation de votre crainte vous libérera de la boule d'angoisse qui vous noue l'estomac. Tant que vous entretenez cette angoisse dans votre for intérieur, elle vous vide de votre énergie et continue à grandir. En la partageant, vous l'affaiblissez. Mieux, vous l'éliminez.

Finalement, la personne qui vous écoute sera en mesure de vous donner son opinion sur ce qui vous fait trembler et elle en profitera peut-être également pour vous raconter ce qu'elle craint, elle. Vous y gagnerez donc tous les deux.

Informez-vous pour confronter imagination et réalité

Si elle s'était mieux informée, Rachelle aurait pu découvrir que le cancer n'est pas la seule cause possible de la formation d'une bosse sur un sein.

Martin aurait pu consulter les biographies d'artistes célèbres qui racontent les échecs qu'ils ont vécus avant que leur première œuvre ait été publiée. S'il avait ouvert les yeux, Patrick aurait pu remarquer que sa collègue Carole est toujours particulièrement souriante quand ils se croisent au bureau.

Il est possible, en se penchant sur les faits, de contenir l'imagination débordante qui nous fait élaborer les scénarios les plus noirs. Ces renseignements factuels viennent tous affaiblir les probabilités de l'hypothèse privilégiée par un esprit qui craint l'avenir. Ils vous obligent à garder les pieds sur terre.

Établissez un plan d'action

Demandez-vous comment vous pouvez agir concrètement pour retrouver un sentiment de contrôle. Rachelle pourrait prendre un rendez-vous chez le médecin. Martin pourrait essayer de rencontrer un acteur du milieu de l'édition pour avoir une conversation privilégiée avec lui. Patrick devrait demander à sa collègue si elle souhaite l'accompagner au spectacle ; il pourrait le faire en lui expliquant qu'il cherche quelqu'un qui apprécie l'artiste autant que lui.

Tant que vous ne faites rien pour reprendre la maîtrise de votre vie, vous vous complaisez dans l'entretien d'un sentiment d'angoisse qui vous détruit petit à petit. Dès que vous établirez un plan d'action, vous sentirez votre force intérieure grandir. Vous avez le choix : entretenir l'angoisse ou reprendre le contrôle. Rachelle a le choix : vivre comme un fantôme ou assumer un diagnostic réel.

Réduisez votre vulnérabilité

Si vous angoissez, c'est que vous vous sentez vulnérable. Vous pouvez contrôler (ou réduire) ce sentiment.

- **Optez pour une solution de rechange**
  Si vous vous rendez compte que vous avez peu de contrôle sur l'origine de votre angoisse, essayez de réduire les occasions d'y être confronté. Si des gangs de rue ont pris possession d'un terrain vague, vous pouvez changer votre itinéraire de retour à la maison. Si l'idée de rencontrer votre directeur le lundi matin, puisqu'il est alors souvent bougon, vous indispose, planifiez votre emploi du temps en conséquence.
- **Choisissez la voie de l'amélioration personnelle**
  Si vous craignez l'introduction prochaine d'une nouvelle technologie dans votre organisation, vous pouvez réduire votre vulnérabilité en vous inscrivant à une formation sur le sujet. Faites en sorte de pouvoir faire face à la menace et celle-ci perdra son caractère menaçant.
- **Augmentez votre résistance physique**
  Votre mode de vie peut vous rendre plus sujet à l'angoisse chronique. Assurez-vous de bonnes nuits de sommeil pour rétablir votre niveau d'énergie. Adoptez une alimentation saine, qui vous soutiendra aux moments où vous en avez besoin. Gardez la forme à l'aide d'un programme d'activités physiques. Apprenez à faire des pauses et à décrocher quand la situation l'exige. Rappelez-vous que le corps et l'esprit sont intimement liés. Vous serez surpris de voir combien le sentiment d'angoisse peut s'estomper à mesure que votre corps devient plus résistant au stress et à la fatigue.

Si vous respectez ces trois étapes, vous serez moins susceptible et votre imagination s'emballera moins facilement. Cela ne signifie pas que l'angoisse disparaîtra comme par magie. Toutefois, il est certain qu'elle sera moins grande, donc moins dérangeante.

Jusqu'ici, vous avez mis sur pied un plan d'action qui vous permet de mieux maîtriser la situation. Vous avez fait tout ce qui était à votre portée pour augmenter votre pouvoir et réduire votre angoisse. Bravo !

Et maintenant ? Advienne que pourra ! Les choses ne se passeront peut-être pas comme vous l'auriez voulu, mais au moins vous ne vivrez pas au rythme de votre imagination.

Si la collègue de Patrick refuse de l'accompagner au spectacle, il pourra inviter quelqu'un d'autre, donner ses deux billets, ou quand même y aller seul. Si la bosse qu'a découverte Rachelle s'avère cancéreuse, elle devra entreprendre un traitement approprié. Si aucun éditeur n'apprécie les projets de Louis, il pourra penser à les publier lui-même, à les modifier ou à accepter le fait que son art doit bel et bien rester un passe-temps.

Ce qui détruit l'être humain aux prises avec une angoisse perpétuelle, ce n'est pas l'événement ou ses conséquences, mais le scénario catastrophe qui y est rattaché.

La vie est-elle vraiment un sport dangereux ?

Vous êtes mortel, je ne vous apprends rien. Si vous tenez à vous ronger les sangs, vous n'avez qu'à entretenir l'idée que, jour après jour, vous approchez de la fin. Vous pouvez même vous complaire à imaginer les morts les plus sordides et vous rappeler du matin au soir que, depuis le jour de votre naissance, vous vous dirigez vers l'anéantissement.

Cet état d'esprit a cependant un prix : celui de l'immobilisme. À quoi bon, en effet, travailler à rendre ce monde meilleur si, au final, vous n'en profiterez pas ?

Ceux qui choisissent la voix de la résilience affichent plutôt la sagesse de Baudelaire : « Les minutes, mortel folâtre, sont des gangues qu'il ne faut pas lâcher sans en extraire l'or ! » Ils décident qu'ils tireront le maximum de chaque instant. Si vous voulez faire partie de ce groupe, voici quelques trucs qui vous aideront à mieux faire face à vos peurs.

Tenez un registre de craintes non réalisées

Combien de fois avez-vous imaginé le pire ? Et combien de fois s'est-il produit ? Prenez un cahier et détaillez ces moments (Vous pouvez commencer sur les lignes suivantes). Inscrivez la date approximative où la crainte s'est manifestée, le contexte, votre pire scénario du moment et ce qui s'est finalement produit. Quand vous aurez une trentaine d'entrées, relisez le tout et tirez des conclusions.

....

....

....

....

....

....

....

....

....

....

....

....

....

....

....

....

....

Se pourrait-il que, dans la majorité des cas, les craintes que vous nourrissez ne se réalisent pas ? Est-il possible que, bien souvent, votre imagination vous empêche de profiter d'une occasion ? Les craintes que vous entretenez actuellement n'auraient-elles pas plus de valeur que celles qui se retrouvent dans ce cahier ?

Chaque fois que vous éprouvez un sentiment d'angoisse qui vous paralyse, prenez le temps de l'inscrire dans ce cahier en vous disant que vous terminerez cette entrée quand vous saurez ce qui s'est finalement passé. Le simple fait d'inscrire cette appréhension dans votre registre des craintes non réalisées vous aidera à prendre conscience que le scénario que vous entretenez n'est justement que cela : un scénario.

Prévoyez du temps pour être soucieux

Certaines personnes très sages parviennent à vaincre une angoisse soudaine en la reportant dans le temps. Elles prévoient dans leur emploi du temps une période qui sera consacrée aux peurs et à l'angoisse. Quand survient une pensée susceptible de faire monter l'anxiété, elles la prennent en note afin d'y revenir au moment prévu à cet effet. Très souvent, à l'heure dite, ces pensées négatives ont perdu de leur intensité et il leur est facile de s'en débarrasser. Vous pouvez prévoir une période similaire chaque jour ou chaque semaine. Faites des tests pour découvrir celle qui vous convient le mieux.

Découvrez l'utilité de votre crainte

Quel effet ce sentiment de crainte et cette image d'une catastrophe prochaine diffusée actuellement sur votre écran intérieur ont-ils sur vous et sur votre existence ? Comme nous l'avons vu, la peur est utile quand elle permet d'identifier une menace réelle parce qu'elle vous encourage à éviter la menace ou à vous préparer pour en réduire les conséquences.

Si elle vous permet d'identifier un danger réel, cette crainte est utile et vous devez lui faire face en suivant la démarche présentée en début de chapitre.

Dans le cas contraire, vous pouvez simplement vous dire qu'elle ne sert à rien et que vous n'avez pas le temps de vous en occuper. Concentrez-vous alors sur des pensées plus constructives ou divertissez-vous. Je traiterai des techniques qui peuvent vous aider en ce sens au chapitre 9.

Demandez-vous : « Et ensuite ? »

Quand j'étais enfant, les émissions que j'écoutais se terminaient inévitablement avec une impression de fin du monde. L'héroïne était attachée sur les rails alors que le train approchait à grande vitesse. Batman et Robin se trouvaient attachés à une gigantesque bombe qui exploserait dans les secondes suivantes tandis que la voix du narrateur laissait entendre que c'était peut-être la fin. Le Coyote tombait en bas d'une falaise alors que Bugs Bunny lui glissait des griffes une fois de plus.

Comme tous les enfants, je passais la semaine à me demander ce qui arriverait. Batman disparaîtrait-il des écrans ? L'héroïne drapée d'un tissu translucide vivait-elle ses derniers moments ? Le Coyote se briserait-il les os ?

Vous avez sans doute regardé pareilles fictions, même si elles racontaient les aventures d'autres personnages. Comparez ce que vous ressentiez alors avec ce sentiment de peur non fondé et cette impression de drame imminent qui vous accablent régulièrement. Retrouvez-vous ce que vous ressentiez quand, dans la pénombre, vous voyiez le héros pousser une porte derrière laquelle se trouvait assurément un terrifiant ennemi ?

Heureusement, et pour notre plus grand bonheur de jeunes téléspectateurs, le pire était systématiquement écarté. Les scénaristes travaillaient d'arrache-pied pour que, dans l'épisode suivant, la belle héroïne au costume diaphane ne meure pas, pour que Batman et Robin désactivent la bombe ou pour que le Coyote s'en tire indemne ou presque. Les scénaristes prenaient le temps, chaque semaine, de se demander « Et ensuite ? » et trouvaient comment la situation pouvait s'améliorer jusqu'à la fin de l'épisode suivant. Grâce à eux, la vie de ces personnages était une suite ininterrompue de drames en suspens et de revirements salutaires.

Votre imagination agit comme un de ces scénaristes quand elle vous plonge dans une peur non fondée. Elle vous permet de visualiser la scène finale d'un épisode de votre vie où tout va mal et où les pires éventualités semblent sur le point de se concrétiser.

Par exemple, c'est son imagination qui pousse Patrick à se voir rejeté par sa collègue Carole, qu'il aimerait inviter au spectacle. C'est son imagination qui l'amène à ressentir, à l'avance, l'humiliation découlant d'une impression de rejet. La peur de cette humiliation le paralyse ; et il se demande si son personnage ne sera pas bientôt appelé à disparaître.

Votre imagination est capable d'inventer beaucoup choses. Heureusement, il n'est pas nécessaire qu'elle s'arrête à l'épisode en cours. Comme ces scénaristes qui trouvent chaque fois comment le héros se sortira du pétrin au début de l'épisode suivant, votre imagination peut déborder de l'épisode en cours et trouver comment les choses pourraient se passer autrement.

Il vous suffit de vous dire « Et ensuite ? » et de vous demander comment, dans une série télévisée, les scénaristes désamorceraient la crise afin de relancer le héros (vous, en l'occurrence) dans l'action. Afin d'illustrer ce mécanisme, voyons comment Patrick pourrait utiliser son imagination pour retrouver son aplomb. Il lui suffit d'imaginer la voix du narrateur au début de l'épisode suivant la scène tragique en ce moment à l'affiche sur son écran intérieur : « À la fin du dernier épisode, Patrick s'apprêtait à être ridiculisé devant tous ses collègues (même ceux des succursales les plus éloignées, qui étaient présents dans l'espoir d'une bonne tranche de rigolade) au moment où il proposerait à une collègue de l'accompagner à un spectacle. Il était loin de se douter qu'au moment où il prononcerait les mots tant redoutés un événement imprévu se produirait. »

À ce moment-là, laissez votre imagination s'emballer. Voici, par exemple, quelques suites que Patrick pourrait inventer.

- Carole sourit à pleines dents et confirme à Patrick son intérêt pour cette soirée à deux. Elle dit avoir tenté, sans succès, d'obtenir des billets pour ce spectacle. Elle semble vraiment ravie par cette invitation.
- Au moment où Carole explique qu'elle est occupée le soir du spectacle, Audrey, une autre collègue, s'approche et dit à Patrick qu'elle aimerait bien l'accompagner. Il est aux anges.
- Carole répond à Patrick qu'elle a déjà un engagement le soir du concert, mais qu'elle serait contente d'aller prendre un verre avec lui à la sortie du bureau.
- Carole est sur le point de dire à Patrick que son invitation est ridicule et qu'elle n'acceptera jamais de sortir avec lui mais, au moment où elle ouvre la bouche, le système d'alarme de l'entreprise se déclenche et l'ordre d'évacuation est donné. Nous ne saurons pas avant le prochain épisode quelle sera la réponse de Carole.
- Une gestionnaire d'un autre service, qui s'adonne à passer par là, offre immédiatement à Patrick de lui acheter son billet à gros prix, car elle rêve de voir le fameux concert. Carole interrompt la gestionnaire et confirme son intérêt. Patrick annonce à la gestionnaire qu'elle devra dénicher un billet de spectacle ailleurs.

Vous trouvez que les scénarios imaginés sont ridicules ? Il est probable que le scénario catastrophe que vous entretenez actuellement le soit tout autant que celui que vous vous apprêtez à inventer. Laissez-vous donc aller !

Clé n° 5

Le courage constitue la cinquième clé de la résilience. Être courageux ne veut pas dire « n'avoir peur de rien » ; cette définition se rapproche plutôt de l'inconscience. Le mot « courage », tel que nous l'utiliserons dans ces pages, représente plutôt la capacité de poursuivre une action ou une démarche malgré la peur.

Rappelez-vous chaque fois que vous avez foncé malgré l'angoisse qui vous assaillait et souvenez-vous de la vive émotion que vous avez ressentie par la suite.

Patrick s'exclame : « Je peux difficilement décrire comment je me sentais au retour du spectacle, après avoir reconduit Carole chez elle. Je ne m'étais jamais senti aussi bien en dix ans. Je me sentais puissant et capable de grandes choses. Pour la première fois depuis longtemps, je me voyais aux commandes de ma vie. Et le plus merveilleux, c'est que nous ressortons ensemble la semaine prochaine ! »

Louis raconte à ses amis : « J'étais tellement fier quand j'ai reçu ma copie de ce magazine destiné aux commerçants du centre-ville ! C'est la première fois qu'une de mes bandes dessinées est publiée. Le cachet est une vraie misère, mais je suis enfin un bédéiste publié ! Ça m'a donné confiance en moi. La semaine prochaine, je rencontre l'éditeur d'un magazine humoristique assez connu. »

Les peurs injustifiées vous confinent dans une vie étroite, passive et linéaire. Elles vous poussent à vous contenter d'une infime partie de la vie que vous pourriez mener, comme un boulet qui vous empêcherait de prendre votre envol. À l'instar de Patrick et de Louis, vous pouvez faire fi de vos craintes injustifiées et vous lancer à l'assaut du monde.

Pour terminer ce chapitre, je vous donne quatre conseils qui vous aideront à développer votre courage.

Acceptez votre situation actuelle

Vous êtes peut-être en fauteuil roulant. Votre médecin vous a peut-être donné six mois à vivre. Vous faites peut-être partie d'un groupe minoritaire de la société. Vous avez peut-être vécu une enfance difficile. Vous avez peut-être passé votre vie à essayer de perdre 15 kg, mais n'y êtes jamais parvenu.

Quelle que soit votre situation, acceptez-la. Ce sont les cartes que la vie vous a mises entre les mains et vous devez en tirer le meilleur parti. Si vous avez été tenté, par le passé, d'invoquer cette situation pour expliquer votre inaction dans la vie, sachez que vous faisiez fausse route. Certaines personnes naissent et vivent dans des conditions parfaites (milieu aisé, santé, possibilité d'étudier, etc.) ratent leur vie, tandis que d'autres que le destin a moins favorisés réussissent en dépit du piètre jeu qu'on leur a offert.

Réapprenez à rêver

Rappelez-vous votre enfance, cette époque bénie où vous n'aviez même pas besoin de fermer les yeux pour rêver. Vous pouviez alors aisément vous imaginer volant au-dessus de la maison ou jouant le rôle d'un pirate, d'une princesse ou d'un superhéros.

Vous pouvez réapprendre à rêver. Recommencez à vous fixer des objectifs réalisables malgré votre situation actuelle. Quels seront ces objectifs ? L'obtention d'un diplôme ? Un changement d'emploi ? Si votre machine à rêver semble bloquée, lisez le livre *Pourquoi travaillez-vous ?*

Découpez vos rêves en petites bouchées

Vous risquez, dès que vous aurez trouvé quelques rêves à réaliser, de sentir la peur de l'échec vous pousser à les abandonner. À ce moment-là, les membres de votre *CA* vous diront que c'est peine perdue, que vous n'avez jamais réussi de projet aussi grandiose ou que vous vous couvrirez de ridicule si vous vous lancez. Il est même possible que votre écran intérieur vous présente des scènes apocalyptiques mêlant humiliation et déchéance. Ne les écoutez pas ! Les membres de votre *CA* vous connaissent mal.

Si votre objectif vous paraît trop grand, découpez-le en étapes et redécoupez ensuite ces étapes en petites bouchées. Vous remarquerez que chaque étape, ainsi subdivisée, vous semblera plus facile à réaliser et que les conséquences de son échec vous paraîtront beaucoup moins graves que celles du projet entier.

Lancez-vous dans l'action. Appréciez une bouchée à la fois. Abordées ainsi, les étapes seront faciles à entreprendre et vous amèneront vers la réalisation de votre rêve.

Félicitez-vous !

Chaque fois que vous accomplissez une étape, félicitez-vous ! Vous êtes en train de réussir. Petit à petit, votre confiance en vous grandira et vous aurez de moins en moins envie de prêter l'oreille aux scénarios catastrophiques que votre imagination s'épuise à inventer.

À quoi bon s'immobiliser alors qu'il y a une chance sur deux millions qu'une catastrophe se produise ? Pourquoi s'empêcher de réussir simplement parce qu'il est possible de connaître un échec ? Courage !

Chapitre 6

Faites la paix avec votre passé

« Sans le pardon, la vie est gouvernée par un cycle sans fin de ressentiment et de rancœur. »

Roberto Assagioli.

« Ne les juge pas trop sévèrement, Fletcher le Goéland. En te rejetant, les autres goélands n'ont fait de tort qu'à eux-mêmes et un jour ils le comprendront... Pardonne-leur et aide-les à y parvenir. »

Richard Bach.

Vous avez probablement déjà vu une photographie de Kim Phuc. Cette photographie, d'abord publiée à la une du *Times*, a fait le tour du monde. Le 8 juin 1972, alors que son village, Trang Bang, au Viêtnam, est bombardé au napalm, Kim Phuc est brûlée. Elle s'élance alors sur la route, hurlant de peur et de douleur. Cette photographie a contribué à la fin de la guerre : une petite fille de neuf ans, en pleurs, quitte son village en flammes à moitié nue.

En 1996, Kim Phuc vit au Canada avec son mari et ses enfants. Elle porte encore les marques des brûlures. Lors d'une cérémonie commémorant la guerre du Viêtnam à Washington, elle annonce que si elle se trouvait face au pilote qui a lancé la bombe, elle lui pardonnerait. Elle ajoute qu'on ne peut pas changer l'histoire mais qu'on peut au moins essayer de faire de notre mieux pour promouvoir la paix.

John Plummer, l'officier qui avait donné l'ordre de bombarder Trang Bang, est présent dans la salle. Il se lève et se présente. Kim Phuc lui ouvre les bras. Plummer, en larmes, s'approche et elle l'étreint. Plus tard, Kim dira : « On a toujours le choix. Moi, j'ai choisi la réconciliation, et ma vie a changé. J'ai cessé d'être une victime. » Tant qu'elle n'avait pas pu pardonner, Kim se percevait comme une victime et avait des difficultés à apprécier la vie.

Qu'en est-il de votre côté ? Quelles émotions naissent en vous quand vous pensez à votre passé ? Les personnes résilientes ressentent de la gratitude, du contentement, de la fierté, de la satisfaction et de la sérénité. Les autres ressentent davantage du ressentiment, de la honte ou de la culpabilité. Pourtant, comme nous le constaterons au chapitre 7, la perception que vous avez de votre passé a un impact majeur sur votre capacité à être heureux.

La vie n'est pas une répétition générale ; vous ne disposez pas d'un second essai. Le passé est derrière vous. Il est constitué de souvenirs et les sentiments qu'il fait naître en vous sont largement dépendants de la manière dont vous fouillez dans votre mémoire.

Vous pouvez changer votre perception du passé et influer ainsi, dès aujourd'hui, sur votre aptitude au bonheur et votre résistance aux chocs de la vie.

Les conséquences d'une vision négative du passé

Alors que les personnes dépressives ont tendance à se rappeler les événements malheureux de leur passé, les personnes résilientes se souviennent plutôt des moments agréables. Il s'agit d'une prédisposition naturelle qui peut être modifiée. Les conséquences sur le présent et l'avenir peuvent être énormes.

Les pensées négatives de Lise, Luc, Valérie et Caroline

Lise a avorté il y a maintenant vingt-trois ans ; elle avait 16 ans à l'époque. Aujourd'hui, elle vient d'obtenir une importante promotion. Tous ses proches la félicitent chaudement, mais elle n'arrive pas à être fière d'elle-même. Depuis vingt-trois ans, chaque fois qu'elle devrait être contente de ce qui lui arrive, son *CA* intérieur l'empêche d'apprécier l'instant présent. Il lui fait des remarques telles que : « S'ils savaient vraiment qui tu es, ils ne t'apprécieraient pas autant » ou : « Tu peux bien te vanter, après ce que tu as fait… »

L'an dernier, un collègue de Luc lui a fait remarquer, en pleine réunion, qu'il y avait une faute de calcul dans le rapport qu'il présentait à son comité de gestion. Cet incident a fini par lui coûter une promotion et, depuis, Luc n'a plus adressé la parole à son collègue. Le climat de travail n'a jamais été aussi mauvais au sein du service.

Le père d'une des bonnes amies de Valérie est décédé l'année dernière. Le soir où elle aurait pu se présenter au funérarium, Valérie a reçu une invitation d'Alex, qu'elle chérissait secrètement depuis des mois. Depuis, Valérie et son amie ne se sont presque plus parlées. Valérie se sent trop coupable pour faire les premiers pas, et son amie est trop blessée pour aller vers elle.

Le père de Caroline était pingre. Même s'il recevait un bon salaire, il ne versait que 30 euros par semaine à sa femme pour qu'elle s'occupe des enfants et de la maison. La mère de Caroline devait donc travailler pour joindre les deux bouts, et c'est dans cette ambiance difficile que frère et sœur ont grandi. Aujourd'hui, vingt ans plus tard, Caroline refuse de parler à son père ou d'assister à des événements où elle risquerait de le croiser. Hier, son frère l'a appelée pour lui annoncer que leur père souffrait d'un cancer. Il était d'avis qu'il était temps de faire une croix sur le passé : « C'est notre père, après tout ! » Caroline a raccroché sans répondre.

La vision que vous avez de votre passé peut handicaper votre vie. Ces quatre personnages traînent leur passé comme un boulet et, tant qu'il en sera ainsi, ils ne pourront pas apprécier l'instant présent ou préparer l'avenir avec optimisme.

Lise, Luc, Valérie et Caroline perpétuent leurs propres souffrances

Lise continue de se faire souffrir à cause d'un événement survenu il y a presque vingt-cinq ans. Depuis ce temps, elle s'interdit de profiter de ce que la vie lui offre de positif afin de nourrir ce sentiment de culpabilité qu'elle se croit obligée d'entretenir.

Luc ne cesse de ruminer dans son coin, au point que sa performance au travail a chuté. Le ressentiment qu'il nourrit envers son collègue nuit également à son humeur. Qui est le véritable perdant dans cette situation ?

Valérie se sent coupable ; elle est convaincue que son amie lui en veut énormément. Cette perception est-elle justifiée ? Cela reste à prouver. Une chose est sûre : elle s'ennuie de leur relation d'antan.

Caroline éprouve tellement de ressentiment à l'égard de son père qu'elle est en train de couper les ponts avec les autres membres de sa famille. Elle se sent plus isolée que jamais et entretient l'idée qu'en faisant la paix avec son père elle trahirait sa mère.

La mémoire humaine est sélective (elle retient les événements qui renforcent notre interprétation des événements) et malléable (à force de revoir mentalement les événements, notre imagination est en mesure de les modifier pour renforcer encore davantage l'interprétation à laquelle nous tenons le plus).

Lise, Luc, Valérie et Caroline auraient intérêt à regarder la réalité en face. À l'époque, malgré son désir d'être mère, Lise ne pouvait pas subvenir seule aux besoins d'un enfant ; Luc ne s'était pas donné la peine de réviser son travail avant de le présenter ; Valérie savait que son amie serait blessée par son absence quand elle a opté pour la soirée au théâtre avec Alex ; Caroline en veut surtout à sa mère de ne pas avoir demandé le divorce à cette époque.

Si elles souhaitent mieux vivre leur présent et se bâtir un meilleur avenir, ces quatre personnes devront ouvrir la porte de leur conscience à une grande vertu : celle du pardon.

Les trois types de pardon

Pardonner, c'est accepter de passer l'éponge pour rétablir une relation de qualité avec soi ou avec une autre personne. Il est intéressant de remarquer que le refus de pardonner est généralement plus dommageable pour la personne qui en est à l'origine que pour celle qui a commis une bévue. Dans cette section, nous traiterons des trois types de pardon : celui que l'on donne à autrui, celui que l'on demande, et celui que l'on se donne à soi-même.

Le pardon que l'on donne à autrui

Pourquoi devriez-vous pardonner à une personne qui vous a blessé ? Ne vaudrait-il pas mieux vous venger ? Est-il essentiel que l'autre souffre avant que vous vous sentiez mieux ? Les personnes qui refusent de pardonner à une autre personne ont souvent recours à une série de comportements qui n'améliorent pas leur sort.

Ceux qui minimisent le tort subi

C'est ce que ferait l'amie de Valérie si elle feignait ne pas avoir été blessée par l'absence de cette dernière au funérarium. Le problème, c'est que l'affront resterait semé dans son jardin des ressentiments et qu'il continuerait à grandir même si son amie s'entêtait à l'ignorer. Faire semblant a ses limites.

Ceux qui planifient leur vengeance

Ces mêmes personnes entretiennent souvent le sentiment d'avoir été traitées injustement. L'amie de Valérie, par exemple, pourrait lui expédier des lettres anonymes, mettre du sucre dans son réservoir à essence ou lancer de fausses rumeurs à son sujet, mais ces comportements ne permettraient pas de rétablir la relation.

Il existe sûrement une meilleure option. La solution, c'est le pardon ! Tant qu'on ne pardonne pas, on reste accroché à l'événement douloureux et on le revit mentalement à intervalles réguliers.

Comment pardonner ?

Voici un cheminement par étapes. Nous utiliserons, pour l'illustrer, le cas de Luc.

Remémorez-vous l'événement tel qu'il s'est réellement déroulé

Essayez de défaire ce que votre imagination a inventé depuis que son souvenir grandit dans votre jardin des ressentiments.

En se remémorant l'événement tel qu'il s'est réellement produit, Luc se rend compte qu'il n'est pas une victime innocente et que son collègue n'était pas mal intentionné. S'il avait pris le temps de réviser son travail avant la présentation, Luc n'aurait pas subi cette humiliation.

Mettez-vous à la place de la personne qui vous a blessé

Pourquoi a-t-elle agi ainsi ? Quelles étaient ses motivations ? Auriez-vous, dans sa situation, agi de la même manière ? Lorsqu'il réalise cet exercice, Luc se rend compte qu'il aurait effectivement sursauté en se rendant compte de son erreur de calcul et qu'il n'aurait probablement pas attendu la pause avant de la faire remarquer. Cette deuxième étape peut être difficile. Par exemple, Luc pourrait se rendre compte qu'il n'a rien à reprocher à son collègue et que c'est finalement lui qui, après tout ce temps, lui doit des excuses.

Rappelez-vous un événement où vous avez blessé quelqu'un

Par la même occasion, rappelez-vous votre désir d'être pardonné. Profitez de ce souvenir pour pardonner à celui qui vous a blessé.

Prévoyez comment vous allez faire savoir à l'autre que vous passez l'éponge

Luc pourrait décider de parler à son collègue à la fin de la journée, lorsque les bureaux se vident.

Le fait de pardonner à un tiers est libérateur. Cet exercice améliore la relation avec cette personne, mais ce n'est pas son principal bénéfice. Une fois que vous aurez accordé votre pardon à l'autre, vous n'aurez plus à entretenir mentalement cette section de votre jardin des ressentiments. Vous aurez davantage d'énergie et vous serez en mesure de jeter un regard plus positif sur l'avenir comme sur le passé.

Le pardon que l'on demande

En 2003, au Québec, un homme s'est présenté dans un poste de police pour avouer un crime qu'il avait commis douze ans plus tôt. Sans cet aveu, le coupable n'aurait jamais été découvert. Pourquoi s'être livré ainsi ? Tout simplement parce qu'il n'arrivait plus à se regarder dans un miroir.

Je connais également un commerçant qui a été très surpris quand l'un de ses plus anciens employés lui a rapporté une somme de 200 euros dérobée cinq ans plus tôt. A-t-il mis l'employé à pied ? Pas du tout. Ce dernier travaille actuellement à l'amélioration des méthodes de contrôle interne de l'entreprise.

Le sentiment de culpabilité est lourd à porter. Le fait de demander pardon permet à un individu de redevenir lui-même, de cesser de jouer un rôle et de réduire l'écart négatif existant entre ce qu'il croit être et ce que ses gestes disent de lui. Les deux exemples précédents illustrent ce mécanisme.

Mais, plus important encore, en demandant pardon, le pénitent permet à la personne qui a été bafouée de regagner sa dignité et lui confère le pouvoir de faire preuve de bonne volonté en le pardonnant. Il s'agit d'un acte de soumission qui, s'il est accepté, rétablira la relation entre les deux parties.

Pour demander pardon, vous devrez commencer par une introspection. Êtes-vous vraiment en faute ? Il arrive qu'on se sente coupable, mais qu'on ne le soit pas du tout ; le contraire arrive également. Que s'est-il vraiment passé ?

La réponse de Valérie

« J'avais promis à Lyne de passer au funérarium. Je m'habillais quand le téléphone a sonné. C'était Alex qui m'invitait au théâtre. J'ai cessé d'y penser dès ce moment. Cela faisait si longtemps que j'avais envie d'une soirée avec Alex ! Je n'ai repensé à Lyne que très tard dans la soirée. »

Il ne sert à rien d'être trop dur envers soi pendant cette première étape. Nous avons tous, à un moment ou à un autre, renié des engagements. Ce qui importe pour l'instant, c'est de constater les faits tels qu'ils se sont produits. N'enjolivez rien, ne banalisez pas.

Mettez-vous ensuite à la place de l'autre personne et tentez de deviner ce qu'elle a pu ressentir quand elle s'est rendu compte que vous n'étiez pas à la hauteur de ses attentes. Était-ce de la honte, de la haine, de la déception ou une autre émotion ? Acceptez qu'elle ait pu ressentir cette émotion, quelles que soient les raisons qui vous ont amené à faire le geste répréhensible.

La réponse de Valérie

« C'est normal que Lyne ait été déçue. Elle avait pris la peine de me dire qu'elle avait depuis longtemps coupé les ponts avec sa famille et qu'elle aurait bien aimé avoir une amie près d'elle. Si la même chose m'était arrivée, ma déception se serait progressivement transformée en animosité à mesure que je me serais rendu compte que mon amie n'avait pas l'intention de me présenter ses excuses. »

Maintenant que vous avez fait le point, il est temps de vous confesser. Demandez à l'autre de vous accorder quelques instants, racontez-lui votre version des événements et communiquez-lui le fait que vous regrettez votre geste. C'est une étape qui exige humilité et authenticité.

Enfin, suggérez la réconciliation. Exprimez votre désir d'être à nouveau en relation comme vous l'étiez avant le regrettable événement, mais laissez à l'autre la décision finale. Vous n'êtes pas en position d'imposer un retour à l'ordre ancien.

Il n'est pas facile de demander pardon. Dans bien des cas, cela suppose de laisser tomber son masque et d'avouer ses faiblesses. Cependant, ce geste est tout aussi libérateur que le fait de pardonner à une autre personne, et ce, que la personne blessée accepte ou non nos excuses.

Le pardon que l'on se donne à soi-même

Tout le monde commet des erreurs. Certains se les pardonnent, d'autres les traînent longtemps. Peut-on tout se pardonner ?

L'erreur fatale d'Éric

Éric avait trop bu. Il le sait. Quand sa petite amie lui a dit de ralentir, il a pesé sur l'accélérateur pour rire un peu. Quand la courbe est arrivée et qu'il s'est rendu compte qu'il n'arriverait pas à maîtriser le véhicule, il a freiné maladroitement. Quand il est revenu à lui, à l'hôpital, le lendemain, il a appris que Julie était morte. Tout cela s'est passé il y a cinq ans, mais Éric ne s'en est pas encore remis. Il n'est plus que l'ombre de lui-même.

Il est normal que vous ressentiez de la culpabilité si vous avez commis une erreur qui a causé beaucoup de tort à autrui, quelle que soit l'ampleur des conséquences. La culpabilité vous permet de savoir que vous avez transgressé un principe favorisant la cohésion sociale. En fait, cette réaction est parfaitement saine.

Traditionnellement, ce sentiment de culpabilité était pris en charge par le clergé ou la collectivité. Une personne pouvait se confesser d'un péché, obtenir une pénitence et être absoute. Un condamné pouvait être mis au pilori, faire l'objet d'humiliations publiques pendant quatre ou cinq jours et réintégrer la société par la suite ; sa faute était « payée ». Néanmoins, aujourd'hui, l'individualisme prime et la société n'est plus en mesure d'exorciser le sentiment de culpabilité.

Pour pouvoir se pardonner à soi-même, il faut d'abord se rappeler les événements tels qu'ils se sont réellement passés. Si elle y arrivait, Lise se souviendrait davantage du contexte défavorable à sa grossesse. Ainsi, son sentiment de culpabilité diminuerait.

Il faut donc être en mesure de constater qu'on a changé depuis l'événement. Éric sait qu'il ne conduira plus jamais après avoir pris un verre.

Enfin, il faut réaliser que la vie est un parcours ponctué d'essais et d'erreurs. L'être humain n'est pas omniscient. Tout au long de sa vie, il apprend grâce à ses succès, en répétant les gestes pour lesquels il a été récompensé, et grâce à ses erreurs, en évitant de les répéter. Il est normal, et même bénéfique sur le plan de l'apprentissage, de commettre des erreurs. Vous seriez en droit de continuer à vous en vouloir si vous n'aviez rien appris après avoir fais une gaffe. Mais, vous avez appris. Vous pouvez cesser de cultiver de la culpabilité.

Vous sortirez gagnant de cette démarche. De nombreuses études ont en effet confirmé que le fait de donner ou d'obtenir un pardon améliore la santé physique et mentale des individus. Le ressentiment et la colère font vieillir de manière accélérée ; le pardon a pour effet de dissiper ces deux émotions. De plus, en assainissant vos relations avec les autres, vous renforcez votre réseau.

Si, au contraire, vous choisissez de ne pas demander le pardon qui vous allégerait la conscience, trois possibilités s'offrent à vous. Vous pouvez choisir de vous cacher, comme le fait Valérie depuis bientôt un an ; vous pouvez pester contre les circonstances afin de minimiser la portée de ce que vous avez (ou n'avez pas) fait ; vous pouvez finalement continuer à entretenir le sentiment de culpabilité qui vous ronge. Tous ces comportements vous empêchent de jeter un œil positif sur votre passé.

Il est important de préciser que pardonner ne veut pas dire oublier. Ce n'est pas parce que vous pardonnez à une personne qui vous a trahi que vous lui ferez confiance les yeux fermés à l'avenir. En lui accordant votre pardon, vous acceptez consciemment de la libérer de son sentiment de culpabilité tout en prenant acte de ce que l'événement vous a révélé sur elle et sur vous-même.

Clé n° 6

La sixième clé de la résilience est la gratitude. Si vous réussissez à éprouver cette émotion quand vous songez à votre passé, vous êtes déjà plus résilient. Voici quelques moyens qui vous aideront à acquérir cette sixième clé.

Quelles émotions ressentez-vous si je vous demande de me parler de façon détaillée de votre enfance, de votre parcours professionnel ou de votre vie amoureuse ? Prenez le temps d'entrer en contact avec vos émotions :

- Si vous ressentez surtout de la colère et du ressentiment, c'est peut-être que vous devez pardonner à quelqu'un. Fouillez dans les tiroirs de votre mémoire et déterminez de qui il s'agit.
- Si vous ressentez plutôt de la honte et de la culpabilité, c'est peut-être que vous avez besoin d'être pardonné, que ce soit par vous-même ou par une autre personne.

Reformulez les événements difficiles ou malheureux de votre passé en leur donnant une connotation positive. C'est possible si l'événement vous a vraiment transformé et que vous en avez retiré une leçon profitable. Par exemple, j'ai longtemps considéré comme négatif le fait qu'en 1991 un monde que je croyais immuable se soit écroulé et que je me sois retrouvé sans emploi et sans aucun projet. Aujourd'hui, je sais que c'est grâce à cet événement que je suis devenu auteur et conférencier. Vous me voyez venir : cet événement m'apparaît aujourd'hui comme positif.

Analyser le passé pour mieux vivre l'avenir

Valérie se dit que le froid qui s'est installé entre elle et son amie lui a permis de réaliser l'importance de l'amitié et du respect de la parole donnée. Vu sous cet angle, les événements de la dernière année de leur amitié lui semblent plus positifs. Au lieu d'y attacher des émotions négatives, Valérie finit par percevoir l'événement pour ce qu'il était : une occasion de croissance personnelle.

Caroline peut également y arriver : « Grâce à mon père, j'ai réalisé que la générosité et le sens des responsabilités sont des valeurs importantes pour moi. Grâce à lui également, j'ai pris conscience du fait que certaines personnes sont toxiques et qu'il vaut mieux s'en tenir éloigné. »

Dès que vous arriverez à trouver des côtés positifs aux pires événements qui vous sont arrivés, vous commencerez à être plus résilient. Toutefois, vous pouvez agir encore davantage pour accroître votre sentiment de gratitude.

Continuez à fouiller votre passé, recensez des événements heureux qui vous sont arrivés. Rappelez-vous ce que vous avez ressenti à ce moment-là et demandez-vous pourquoi vous aviez oublié tous ces bons moments. Souvenez-vous des gens qui vous ont aidé et qui ont contribué à façonner l'être humain que vous êtes aujourd'hui. Un professeur vous a peut-être permis de découvrir une facette importante de votre personnalité. Un ami vous a peut-être soutenu durant une période difficile. Un parent a peut-être maintes fois réitéré sa confiance en vous.

Ces personnes méritent votre gratitude. Elles n'étaient pas obligées de vous aider. Vous vous êtes retrouvé sur leur route et elles vous ont aidé à grandir ou vous ont montré qu'elles vous acceptaient tel que vous êtes. Grâce à elles, votre vie s'est améliorée. Vous leur en êtes redevable.

Remémorrez-vous également toutes les fois où vous vous êtes surpassé et où vous vous êtes vous-même surpris par votre ingéniosité, votre à-propos, votre courage, votre créativité et votre attitude proactive. Prenez le temps de vous raconter ces événements comme si vous parliez à un tiers. Insistez sur le côté héroïque du personnage principal. Surprenez-vous à réaliser que vous avez, à l'occasion, su faire la différence et que ces événements n'étaient pas des incidents isolés.

Le rappel de ces épisodes devrait éveiller en vous une certaine sérénité et une fierté légitime. La valeur que vous détenez à vos propres yeux devrait s'en trouver améliorée et votre confiance en vous devrait suivre la même direction.

Votre passé s'est envolé. Il n'existe plus que dans votre tête. Vous pouvez, en sélectionnant les scènes que vous préférez ou en les visualisant à partir de l'angle que vous choisissez, en changer le ton et l'ambiance.

Gratitude, fierté, sérénité. Si vous pouvez ressentir ces trois émotions quand vous vous tournez vers votre passé, c'est que vous avez vraiment fait la paix avec lui. Vous êtes alors, comme nous le verrons dans le prochain chapitre, mieux armé pour faire grandir votre sentiment de bonheur personnel.

Chapitre

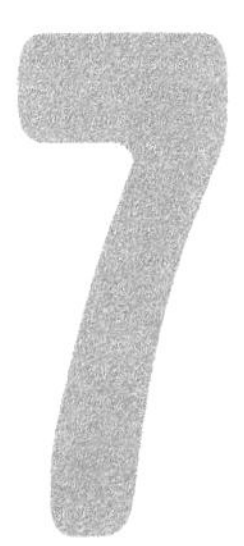

Faites grandir votre sentiment de bonheur

« Le bonheur, c'est de continuer à désirer ce qu'on possède. »
Saint-Augustin.

« Il y a du bonheur dans toute espèce de talent. »
Honoré de Balzac.

Le Petit Larousse définit le bonheur comme un état de complète satisfaction et de plénitude. Selon cette définition, une personne qui n'est pas malheureuse n'est pas forcément heureuse. On peut facilement se retrouver dans une position neutre sur le grand continuum malheur-bonheur. Si je vous remonte le moral alors que vous vous sentez malheureux, je vous ramène simplement à ce niveau neutre. Je diminue votre souffrance sans pour autant vous apporter les bénéfices du bonheur. Ils sont pourtant nombreux.

Sur le plan physique, les personnes heureuses disposent de plus d'énergie et présentent une meilleure résistance au stress. Elles sont moins sujettes à la maladie et leur espérance de vie est plus longue. Cette énergie supplémentaire pousse les gens heureux à se fixer des objectifs plus ambitieux et à les aborder avec optimisme. En conséquence, ils affichent une bonne performance au travail et reçoivent généralement de meilleures évaluations que leurs pairs.

Sur le plan interpersonnel, ils sont plus ouverts aux autres et sont davantage en mesure de les comprendre ou de les mobiliser. Les personnes malheureuses, quant à elles, ont plutôt l'habitude de se renfermer sur elles-mêmes.

Sur le plan social, les personnes heureuses attirent plus facilement les gens et se construisent un réseau social qui les soutiendra en cas de difficultés. Normal : les gens préfèrent la compagnie de ceux qui font naître en eux des émotions positives, et c'est justement ce que font les gens heureux.

Peut-on faire le choix conscient de devenir plus heureux ? Il semble que oui.

L'équation du bonheur

Depuis relativement peu de temps, les scientifiques s'intéressent aux gens heureux. Jusqu'ici, la recherche s'est plutôt axée sur les cas de dépression et de maladies. Martin Seligman, ancien président de l'American Psychological Association (APA), est l'une des figures de proue de la psychologie positive, cette branche de la psychologie dont l'objectif est de faire passer les gens du point neutre à un point positif sur le continuum malheur-bonheur. Dans un de ses ouvrages, il propose l'équation suivante pour évaluer le niveau de bonheur d'un individu.

SB = NNB + C + FC

sentiment de bonheur = niveau naturel de bonheur + circonstances + facteurs contrôlables

Dans ce chapitre, vous vous pencherez sur cette équation et vous vous demanderez comment vous pouvez accroître, chaque jour, votre sentiment de bonheur. Commençons par regarder de plus près les trois variables situées à droite de l'équation.

NNB : votre niveau naturel de bonheur

La propension au bonheur est en partie d'origine génétique. Chacun de nous a reçu, à la naissance, une soupape interne qui lui assure un seuil minimal et un seuil maximal de bonheur.

Le principe est le même que pour la voix. Certaines personnes sont dotées d'un grand registre vocal, d'autres non. Certaines ont un timbre grave, d'autres aigu. Il est possible, en faisant des vocalises, d'élargir le spectre de sa voix, mais il est impossible de la changer complètement.

Il existe probablement des gens qui seront toujours plus heureux que vous et qui, même dans un moment malheureux, ressentiront un degré de bonheur supérieur à celui que vous ressentez lorsque tout va bien. À l'inverse, il existe des personnes qui seront toujours plus malheureuses que vous et qui, même dans une situation plus enviable que la vôtre, n'arriveront pas à atteindre votre niveau naturel de bonheur. Celui-ci est une constante dans l'équation du sentiment de bonheur : ses limites sont fixées génétiquement. Heureusement, vous détenez du pouvoir sur d'autres éléments.

C : les circonstances

Cette deuxième variable a trait à divers paramètres qui colorent votre vie. Martin Seligman en présente huit : la situation financière, le statut matrimonial, l'âge, la santé, le niveau d'éducation, le sexe, le degré d'intelligence et les croyances religieuses.

Il semble qu'à moyen et à long terme la situation financière ait peu d'impact sur le sentiment de bonheur. On compte des gens riches et malheureux, d'autres pauvres et malheureux, des personnes riches et heureuses et d'autres encore pauvres et heureuses.

Une étude a même montré que ceux qui gagnent une somme très importante au Loto se retrouvent, un an plus tard, au même niveau de bonheur que celui qu'ils ressentaient avant d'avoir gagné.

Vous n'êtes pas d'accord ? Vous vous dites que vous seriez bien plus heureux si vous obteniez une augmentation de salaire conséquente ? Dans un sens, vous n'avez pas tort. Voici, en réalité, ce qui se produit quand vous obtenez une hausse de salaire.

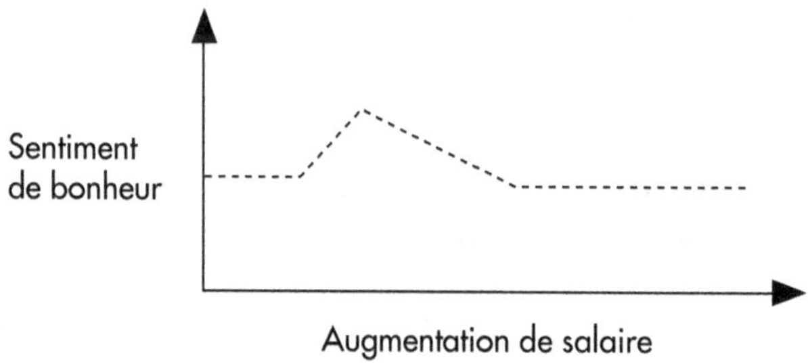

Avant l'augmentation de salaire, votre sentiment de bonheur se situe à votre niveau naturel (la constante NNB de l'équation). Quand survient l'augmentation, votre sentiment de bonheur grimpe immédiatement, puis il se met à redescendre lentement jusqu'à ce qu'il revienne à son niveau naturel.

Pour que votre situation financière fasse grimper continuellement votre sentiment de bonheur, vous devriez obtenir des augmentations salariales sur une base extrêmement régulière jusqu'à la fin de vos jours.

Cette logique s'applique aussi aux échecs financiers. La personne qui se retrouve sans emploi et qui est contrainte d'accepter un travail moins bien payé sera moins heureuse pendant un certain temps, puis elle retrouvera peu à peu son niveau naturel de bonheur.

Les gens qui vivent en couple ou ceux qui jouissent d'un bon soutien de la part de leur réseau social présenteraient en moyenne un sentiment de bonheur supérieur aux personnes seules. Aucun des autres facteurs n'a un tel impact. L'acquisition de biens, par exemple, ne donne qu'une poussée éphémère sur cette courbe.

Pouvez-vous augmenter votre sentiment de bonheur en influençant la variable C de l'équation ? Il semble que oui, mais vous devez vous attendre à ce que l'effet ne soit que temporaire.

FC : les facteurs contrôlables

La troisième variable concerne la manière dont vous abordez la vie et les moyens que vous utilisez pour vivre pleinement. Pour Seligman, elle englobe trois aspects : votre vision du passé, votre capacité à jouir du moment présent et votre regard sur le futur. Vous êtes en mesure, si vous en prenez la ferme décision, d'améliorer de façon définitive votre sentiment de bonheur en agissant sur cette variable.

Par exemple, au chapitre précédent, nous avons traité de l'importance de faire la paix avec votre passé. Nous avons également insisté sur la nécessité de développer un sentiment de gratitude, que nous avons présenté comme étant la sixième clé de la résilience. Sans ce sentiment, vous serez porté à nourrir du ressentiment dans l'instant présent et à craindre le futur.

Nous traiterons, dans le prochain chapitre, de l'importance de poser un regard positif sur le futur. Nous en profiterons pour présenter la huitième clé de la résilience : l'optimisme. Ce dernier se construit à partir d'un fort sentiment de maîtrise de l'instant présent.

Pour l'instant, concentrons-nous sur le présent, cette réalité évanescente qui change à mesure que s'égrènent les secondes. Que pouvez-vous faire pour que votre ancrage dans le présent fasse grimper, d'une façon définitive, le sentiment de bonheur que vous éprouvez chaque jour ? Nous tenterons de le découvrir d'ici la fin de ce chapitre.

Retenez pour le moment que si vous agissez sur la variable C, vous obtenez un effet momentané, tandis que si vous agissez sur la variable FC, vous pouvez réussir à modifier sensiblement votre vision du monde et votre sentiment d'avoir un rôle à y jouer.

La course au bonheur instantané

L'une des erreurs les plus courantes aujourd'hui est de croire que le bonheur peut dépendre des circonstances de sa vie (la variable C de l'équation). L'éducation en ce sens se fait de plus en plus tôt dans la vie. Quelques exemples nous le prouvent.

Charles, élève de maternelle

Le petit Charles a hâte à la fin de la semaine parce qu'il sera enfin avec ses parents. Ce n'est pas qu'il n'aime pas aller à l'école, mais sa famille lui manque. Il ne sait pas encore que sa mère ne sera pas à la maison ce week-end et que, pour compenser, elle lui a acheté un nouveau jeu pour sa console. Le petit Charles va apprendre lentement qu'un jeu vidéo peut compenser l'absence d'un parent aimant.

Carole et la frénésie du shopping

Le mois d'octobre bat son plein et l'époux de Carole vient tout juste de quitter la maison avec quelques amis pour sa partie de chasse annuelle. Carole se sent déjà délaissée et envahie par la tristesse. Pour compenser, elle appelle une amie et l'invite à faire du shopping. Carole espère que, si elle s'achète un vêtement, elle se sentira mieux.

Denis fuit la réalité

Denis traîne constamment le sentiment d'être sous-payé et sous-évalué. Pour compenser cela, il passe ses soirées et ses week-ends à boire de la bière et à fumer quelques joints. Il arrive, pendant ces moments, à oublier qui il est, mais tout lui revient en mémoire quand il dégrise et qu'il doit quitter la maison pour se rendre au travail.

Jonathan, séducteur invétéré

Jonathan recherche le plaisir par le jeu de la séduction. Dès qu'il ne ressent plus l'excitation de la conquête, il quitte la femme qui a succombé à son charme et part en quête d'une nouvelle « pitoune » (le terme est de lui).

Marcelle, indécise

Parce qu'elle sentait un grand vide dans sa vie, Marcelle a décidé de changer son mobilier de salon et son téléviseur. Les livreurs viennent tout juste de quitter son domicile, mais Marcelle ne se sent pas plus heureuse. Elle se dit qu'elle doit avoir choisi le mauvais téléviseur. Elle appelle son marchand l'après-midi même et demande qu'on lui livre plutôt un modèle à écran plat.

Toutes ces personnes cherchent un remède miracle à leur état de mal-être. Pour elles, l'équation du bonheur se limite à **SB** = **C**. En conséquence, elles tentent d'améliorer définitivement leur sentiment de bonheur en recourant à des solutions éphémères.

Il est fort possible que cette quête du bonheur instantané explique que, malgré l'amélioration générale du niveau de vie, le nombre de personnes dépressives ait autant augmenté au cours des dernières décennies. Les gens sont devenus accros à la récompense instantanée, ce qui les condamne, tels des junkies, à une vie constituée de hauts et de bas, les hauts devenant de plus en plus coûteux à mesure qu'ils perdent de leur pouvoir gratifiant.

Si les trois téléviseurs que vous possédez déjà ne vous ont pas comblé, il est probable que l'achat d'un quatrième ne vous procurera qu'une joie passagère. L'augmentation durable de votre sentiment de bonheur doit donc passer par autre chose. Et vous avez la responsabilité de trouver ce que cela peut être.

Clé n° 7

L'authenticité constitue la septième clé de la résilience. Être authentique, c'est se concentrer à rester soi-même malgré les pressions constantes de l'environnement. C'est découvrir qui l'on est et vivre son présent en fonction de cette découverte. Je vous propose quatre outils pour y parvenir.

Vivre consciemment

La majorité des gens que vous croisez chaque jour vivent en pilote automatique. Ils se sont perdus de vue et n'ont même pas conscience de respirer ou d'être présents. Ils goûtent à peine la nourriture qu'ils portent à leur bouche. Ils s'activent dès que leur radio-réveil sonne le matin et s'arrêtent, épuisés, à la fin de la soirée. Pendant toute la journée, ils ont couru. Ils se sont affairés. Néanmoins, ils n'ont pas l'impression d'avoir progressé.

Ces gens prennent leurs décisions tout aussi machinalement qu'ils vivent. Les manipulateurs leur imposent facilement leurs idées ; ils sont fréquemment utilisés par des personnes de leur entourage.

Que se passe-t-il quand vous consommez ce que tout le monde achète, quand vous votez sans vous questionner, quand vous choisissez une profession sous l'influence de vos parents ou quand vous écoutez distraitement l'album du dernier artiste à la mode ? Vous perdez le contact avec ce que vous êtes réellement. Ce faisant, vous perdez de vue tous les paramètres qui devraient guider vos décisions et vos gestes. Vous devenez un automate. Vous devenez quelqu'un d'autre.

Vivre consciemment constitue la première étape pour apprendre à apprécier l'instant présent. Commencez par développer la capacité, sur demande, de vous recentrer et de vous rendre compte que, non seulement vous faites partie de l'univers, mais que c'est votre place. Vous avez tout à fait le droit de profiter de l'espace que vous occupez actuellement et vous exercez, que vous le vouliez ou non, un impact certain sur le monde.

Vivre consciemment, c'est donner une destination à sa vie en précisant les objectifs qui nous permettront de développer un sentiment de réussite. Sans objectifs personnels, on est ballotté par les événements ; on ne peut pas avancer. On est comme un bouchon de liège flottant à la surface d'un lac.

Vivre consciemment, c'est prendre des décisions quotidiennes en pesant le pour et le contre et en se demandant quel geste nous rapproche le plus de la réalisation de nos objectifs tout en respectant nos valeurs personnelles. Finalement, c'est aussi réaliser qui l'on est et apprendre à s'apprécier.

Découvrez ce qui vous anime

Vous ne pouvez pas vivre dans l'authenticité si vous ne réalisez pas qui vous êtes réellement. Vous n'êtes pas un individu moyen dont les opinions et les valeurs correspondent aux résultats des sondages effectués auprès de la population générale. Vous êtes une personne unique et vous présentez un ensemble de qualités et de valeurs particulières.

Tournez-vous brièvement vers votre passé et rappelez-vous les moments où vous avez été le plus fier de vous, les moments où vous vous êtes senti comblé et ceux où vous vous êtes investi dans un travail au point d'en avoir perdu la notion du temps. Répondez ensuite aux questions suivantes :

- Pourquoi vous sentiez-vous aussi fier à ce moment-là ?
- Qu'est-ce qui vous animait ?
- Pourquoi vous sentiez-vous autant comblé ?
- Qu'est-ce qui, dans ce travail, était tellement intéressant que vous vous y engouffriez complètement ?

Entourez ensuite, dans le tableau suivant, les trois ou quatre valeurs qui correspondent à ce que vous venez de découvrir de vous-même. N'hésitez pas à ajouter des valeurs si celles qui vous animent ne font pas partie de la liste. N'oubliez pas que vous êtes unique ; votre liste n'a pas à ressembler à celle du voisin.

L'accomplissement	La compassion	La sécurité
L'ambition	La compétence	La sécurité financière
L'amitié	La connaissance	La tradition
L'amour	La coopération	La tranquillité
L'apprentissage	La créativité	Le bonheur
L'authenticité	La famille	Le confort
L'autonomie	La fidélité	Le courage
L'autorité	La générosité	Le défi
L'aventure	La gentillesse	Le partage
L'efficacité	La gloire	Le plaisir
L'équité	La justice	Le pouvoir
L'excellence	La liberté	Le prestige
L'harmonie	La loi	Le progrès
L'intégrité	La modestie	Le respect de soi
L'intelligence	La persévérance	Le respect des autres

.../...

.../...

L'optimisme	La qualité de vie	Le souci du détail
La bravoure	La reconnaissance	Le succès
La carrière	La santé	

Demandez-vous ensuite quels talents particuliers vous utilisiez dans les trois types de situation énoncées précédemment. Ces talents sont ceux que vous utilisez naturellement et qui correspondent à votre essence même.

Intégrez ce qui vous anime dans votre vie

Connaissant maintenant ce qui vous fait vibrer et qui vous pousse à apprécier la vie, vous devriez maintenant être en mesure d'améliorer le plaisir que vous retirez de chaque journée. Comment ? En multipliant les occasions où vous pouvez utiliser vos talents dans le respect de vos valeurs. Appuyons-nous sur quelques exemples.

Utiliser ses talents pour s'accomplir

Manon s'ennuyait dans son travail de responsable des achats. Depuis qu'elle a pris en main le journal interne de l'entreprise qui l'emploie, elle peut combler son besoin de reconnaissance tout en utilisant un talent (la création littéraire) qui restait jusqu'ici sous-utilisé chez elle. Manon n'a jamais autant apprécié son travail qu'aujourd'hui.

Jean-Marc apprécie son emploi, mais il aimerait avoir aussi l'impression d'aider les autres. C'est la raison pour laquelle il a décidé de devenir bénévole pour un restaurant populaire de sa région. Il collabore le week-end pour ne pas nuire à son travail.

Pour le plus grand plaisir de sa famille, Simone a décidé d'exploiter sa créativité en approfondissant sa maîtrise des arts culinaires. Tous les dimanches soir, les membres de la famille se demandent ce qu'elle va leur servir. Simone passe la semaine à planifier ce qu'elle servira aux gens qu'elle aime pendant cette soirée.

Julien n'en pouvait plus de travailler pour un patron qui n'avait pas à cœur la satisfaction de la clientèle. Il a remis sa démission. Il travaille maintenant dans une entreprise qui partage ses idéaux. Julien dort mieux la nuit et il est maintenant fier de ce qu'il fait.

Ces talents et ces valeurs représentent ce que vous êtes réellement. Si vous pouvez les intégrer à votre journée, vous devenez authentique ; vous ne vous contentez plus de jouer un rôle. Vous devenez enfin vous-même et permettez au monde de constater qui vous êtes vraiment.

Savourez l'instant présent

« *Tempus fugit* » (le temps fuit), disaient les Latins.

Il est vrai que, trop souvent, on laisse le temps s'envoler sans prendre le temps de le goûter. Or, une bonne manière d'améliorer votre plaisir consiste à le savourer pendant qu'il passe. Comment ?

Commencez par recourir à tous vos sens

L'instant présent vous appartient et vous le gaspillez si vous le vivez sans le ressentir. Que se passe-t-il actuellement autour de vous pendant que vous êtes en train de lire ? Qui se trouve près de vous ? Comment vous sentez-vous ? Écoutez-vous de la musique ? Vous vivez un instant unique qui ne reviendra jamais. Ne le laissez pas s'envoler avant de l'avoir capté grâce à tous vos sens.

Partagez cet instant

N'hésitez pas à faire remarquer aux gens qui vous entourent à quel point l'instant que vous passez ensemble est agréable. Remerciez-les pour leur présence. N'hésitez pas à partager avec un ami un livre que vous avez apprécié ou un commentaire qui vous a comblé de joie. Agissez de façon à ce que les gens qui vous entourent sentent qu'ils ne jouent pas les figurants dans votre vie. Encouragez-les à prendre conscience qu'ils sont vivants, eux aussi. Ils vous apprécieront davantage en retour.

Ne vous censurez pas

Ce que vous ressentez vous appartient réellement. Vous trouvez une collègue particulièrement ravissante et un collègue plutôt ennuyeux ? Vous n'avez pas à vous cacher ces sentiments à vous-même. Acceptez-les tels qu'ils parviennent à votre conscience et demandez-vous pourquoi ils se présentent ainsi. Cette collègue vous rappelle peut-être un amour de jeunesse ; ce collaborateur possède peut-être les mêmes tics verbaux qu'un de vos anciens professeurs. Découvrez ce qui se cache derrière vos sentiments au lieu de les ignorer.

Prenez des photographies mentales

Si un événement est particulièrement agréable, faites une pause, puis, mentalement, prenez-en une photo qui nourrira le sentiment de gratitude que vous cherchez à cultiver à propos de votre passé. Le simple fait de vous dire que vous vivez un instant qui vaut la peine d'être conservé en mémoire vous le fera apprécier davantage et fera monter d'un cran votre sentiment de bonheur.

Découvrez les éléments positifs qui se cachent dans les situations négatives

Tous les événements de vos journées ne sont pas nécessairement agréables. Vous devez rencontrer des gens que vous n'appréciez peut-être pas. Vous êtes tenu d'effectuer des tâches que vous confieriez volontiers à d'autres. Chaque fois que cela se produit, au lieu de vous plaindre, tentez de trouver un côté positif à l'événement. Ce client déplaisant est là pour vous rendre plus fort. Cette tâche désagréable vous a été confiée parce que vous êtes le meilleur pour l'accomplir. Ce beau-frère vous a été imposé parce que l'univers trouvait injuste que vous ayez ravi le cœur d'une femme aussi exceptionnelle que celle qui vous accompagne depuis huit ans. Vous pouvez trouver un côté positif à toutes les situations, aussi déplaisantes soient-elles.

Plongez dans les instants délicieux

Si vous vivez un moment particulièrement agréable, ne laissez pas votre *CA* intérieur venir le polluer en vous expliquant que vous devriez travailler, que vous devriez faire autre chose ou qu'il n'est pas sain d'éprouver autant de plaisir. Enrobez-vous de ce doux plaisir. Il sera toujours temps de penser à autre chose demain.

Restez conscient de vos réussites

N'hésitez pas à vous féliciter chaque fois que vos gestes vous rapprochent de la réalisation de vos objectifs tout en respectant vos valeurs. Agissez de même chaque fois que vous faites des pieds et des mains pour satisfaire une personne qui vous tient à cœur. Pourquoi attendre que les autres remarquent vos réussites ? Cet instant ne viendra peut-être jamais. Prenez une longueur d'avance et tenez vous-même le journal de vos réussites. Devenez votre biographe officiel et félicitez-vous chaque fois que vous vous comportez de manière exemplaire.

Avec le temps, vous finirez presque par prendre en pitié ceux qui pensent que, pour faire grimper d'un cran leur sentiment de bonheur, ils doivent dépenser ou s'endetter. Tous les gestes qui vous permettent d'apprécier le présent n'exigent aucun investissement financier. Ils ne demandent que votre ouverture au monde et votre désir d'utiliser vos talents dans le respect de vos valeurs.

En visant l'authenticité, vous entrez en contact avec la personne que vous êtes réellement et vous prenez l'engagement d'agir en accord avec ce que vous êtes. Cela peut exiger que vous changiez quelques habitudes ou que vous remettiez en question votre travail ou votre relation de couple.

Un avertissement s'impose : devenir authentique ne veut pas dire perdre sa capacité d'autocensure. Vous n'avez pas à dévoiler tout ce que vous pensez à ceux qui vous entourent. Vous n'êtes pas non plus dispensé de faire preuve de diplomatie à leur égard. Apprenez à apprécier les autres tels qu'ils sont et, si un comportement vous exaspère, exprimez calmement et avec précaution vos sentiments et vos attentes.

Le bonheur ne s'achète pas ; il se construit. Profitez du moment présent au lieu de vous dire que c'était bien mieux avant, ou de croire que plus tard, ce sera mieux. En apprenant à apprécier davantage l'instant présent, vous faites grandir votre sentiment de bonheur de manière permanente.

Chapitre

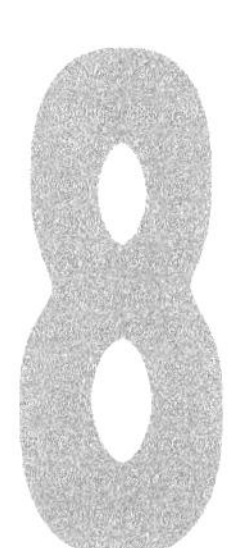

Le verre, à moitié vide ou à moitié plein ?

« Autant l'optimisme béat, c'est-à-dire inactif, est une sottise, autant l'optimisme, compagnon de l'effort, pour sortir des difficultés, des souffrances, des lésions fonctionnelles et organiques, est légitime. »

Léon Daudet.

« Tout vient à point à qui sait attendre, à condition de travailler sans arrêt pendant qu'on attend. »

Léon Danco.

Comment prenez-vous vos décisions ? Si vous ne les prenez pas mécaniquement en suivant les « IFO » qui sont gravés dans votre esprit (cf. chapitre 3), voici comment vous procédez : vous évaluez les chances de succès de chacune des options possibles et vous choisissez celle qui présente le risque le moins fort. Si aucune option ne présente de probabilité de succès, vous décidez de ne rien faire en attendant d'avoir trouvé plus d'information. C'est bien ça ?

Pour les personnes qui ont tendance à percevoir l'avenir en noir, cette façon d'agir présente des inconvénients majeurs. Elles sous-estiment systématiquement les chances de succès de toutes les options et risquent plus souvent que les autres de ne pas prendre de décision. Elles sont paralysées par la crainte. Même si elles ont fait la paix avec le passé et qu'elles savent profiter du moment présent, elles hésiteront à se lancer dans des projets personnels parce qu'elles redouteront l'avenir. Au final, elles ne réaliseront qu'une portion de ce qu'elles auraient été en mesure de faire et elles en retireront regrets et ressentiment.

Quand elles songent à l'avenir, les personnes résilientes voient le verre à moitié plein : elles ressentent confiance, espoir, optimisme et une certaine exaltation. Les personnes peu résilientes aperçoivent le verre à moitié vide : elles ressentent de la crainte, du pessimisme et un sentiment de crise imminente.

Pour devenir plus résilient, il faut développer son optimisme. Cette émotion renforce le système immunitaire. Elle nous amène à mieux faire face aux drames que nous vivrons inévitablement et elle nous pousse à entreprendre des projets qui nous permettent de nous réaliser. Comment pouvez-vous, vous aussi, profiter de ces bénéfices ?

Votre façon d'interpréter les événements

Vous l'ignorez peut-être, mais il est possible de programmer un être vivant pour qu'il devienne pessimiste ou optimiste. Par exemple, des scientifiques ont placé un chien dans une boîte qui était électrifiée à intervalles irréguliers. Au bout d'un certain temps, la pauvre bête a fini par se sentir impuissante, tellement qu'elle a continué à subir les chocs électriques même après que l'on ait ouvert la porte de la boîte. Elle était devenue pessimiste et ne croyait pas pouvoir s'en sortir. En conséquence, elle ne tentait même plus de le faire.

Ce sentiment d'impuissance ou d'incapacité à agir sur soi, sur les autres ou sur les événements caractérise les pessimistes. Ces derniers finissent par interpréter le monde comme un univers qui leur échappe, qu'ils doivent subir et sur lequel ils n'ont aucune prise.

Et vous, comment interprétez-vous le monde ? Cette conception vous a-t-elle rendu optimiste ou pessimiste ? Croyez-vous que vous puissiez changer la vision que vous entretenez chaque jour de votre futur ? Je vais vous aider à le découvrir en vous posant deux questions inspirées du travail de Martin Seligman, ancien président de l'Association américaine de psychologie (APA).

Quelle est votre réaction quand les choses vont bien ?

Supposons un instant que la personne à qui vous avez demandé de vous accompagner au cinéma vous ait immédiatement répondu positivement, ou que votre proposition ait été adoptée par le conseil d'administration, ou qu'un client ait décidé d'acheter votre produit quelques minutes seulement après le début de votre présentation, ou encore que vous ayez passé votre examen avec brio et que vous vous attendiez à une très bonne note.

Prenez le temps de penser à ce qui vous passerait par la tête si de tels événements se produisaient. Poursuivez votre lecture quand ce sera fait.

Il existe deux dimensions qui permettent de déterminer si vous faites partie du camp des optimistes ou de celui des pessimistes. La première dimension est la permanence, c'est-à-dire le sentiment qu'un événement agréable se répétera sûrement dans le temps. Prenons un exemple.

- **L'examen que vous redoutiez s'est parfaitement déroulé et vous vous attendez à une note presque parfaite**

Permanence chez l'optimiste	Permanence chez le pessimiste
« J'ai ça dans le sang. C'est comme si les réponses me venaient naturellement tout au long de l'examen. J'ai vraiment choisi un domaine d'études parfait pour moi. »	« J'avais beaucoup étudié et l'examen était facile. Ce serait bien si cela arrivait plus souvent. »

L'optimiste suppose que la cause de l'événement heureux est permanente, c'est-à-dire qu'elle se répétera automatiquement dans le temps. Le pessimiste, lui, suppose qu'il a eu de la chance et qu'il ne peut se fier à ce résultat en prévision du prochain examen. Il croit que la cause est ponctuelle.

La seconde dimension de l'optimisme est sa faculté de propagation. Pour les optimistes, la survenance d'un événement heureux est le signe qu'ils auront du succès aussi dans d'autres aspects de leur vie. Pour les pessimistes, les causes de moments heureux ne se transmettent pas nécessairement aux autres événements.

- **La personne à qui vous avez demandé de vous accompagner au cinéma vous a immédiatement répondu oui**

Faculté de propagation chez l'optimiste	Faculté de propagation chez le pessimiste
« Je suis charmant. Les gens m'apprécient naturellement. »	« Elle se sentait tout aussi seule que moi. Rien ne dit qu'une autre personne aurait accepté. »

L'optimiste a donc tendance à s'attribuer du crédit pour ses succès, tandis que le pessimiste croit que les circonstances ont joué pour ou contre lui. Bref, l'optimiste se croit responsable des événements heureux, tandis que le pessimiste suppose que c'est le destin qui est en la cause.

Quelle est votre réaction quand les choses vont mal ?

Supposons un instant que la personne à qui vous avez demandé de vous accompagner au cinéma vous ait immédiatement répondu non, ou que votre proposition ait été refusée par le conseil d'administration, ou que, finalement, l'examen que vous redoutiez se soit si mal passé que vous vous attendez à une note désastreuse.

Prenez à nouveau le temps de réfléchir à ce qui vous viendrait en tête si de tels événements se produisaient. Poursuivez votre lecture quand ce sera fait.

Quand les choses vont mal, les deux dimensions (la permanence et la faculté de propagation) entrent en jeu mais, cette fois, l'interprétation change complètement.

- **L'examen que vous redoutiez s'est très mal passé et vous vous attendez à une note désastreuse**

Permanence chez l'optimiste	Permanence chez le pessimiste
« Cet examen était particulièrement difficile. »	« Je ne suis pas fait pour les études. »

Remarquez l'impact qu'aura l'interprétation du pessimiste : à cause d'une mauvaise note, il risque de négliger toutes les autres matières. L'optimiste, en revanche, suppose que cet examen était difficile et il ne croit pas que cette mauvaise note en attirera d'autres.

Voyons comment se traduira la faculté de propagation en lien avec un événement malheureux.

- **La personne à qui vous avez demandé de vous accompagner au cinéma vous a répondu qu'elle n'était pas intéressée**

Faculté de propagation chez l'optimiste	Faculté de propagation chez le pessimiste
« Elle ne m'apprécie pas autant que je le souhaitais. »	« Personne ne m'apprécie. Je ne suis pas une personne que les gens ont envie de côtoyer. »

Dans ce cas, l'optimiste interprète le refus de manière beaucoup plus étroite que le pessimiste. Pour ce dernier, un non suppose que personne ne voudra plus jamais accepter ses invitations. L'optimiste n'estime pas, quant à lui, que ce refus doit être généralisé.

On peut dire que l'optimiste a tendance à généraliser (tant dans le temps que dans les différents aspects de sa vie) quand les choses se passent bien, tandis que le pessimiste généralise quand les choses se passent mal. L'optimiste minimise l'impact des événements négatifs, alors que le pessimiste généralise.

À la lecture de ces exemples, vous devinerez qu'il existe des avantages à développer son optimisme.

Je vous en présente trois :

- L'optimiste ne s'immobilise pas à la suite d'un échec parce qu'il ne croit pas qu'il se répétera dans le temps (permanence) ou dans d'autres sphères de sa vie (faculté de propagation). Il continue simplement à vivre comme avant l'événement malheureux.

- L'optimiste est encouragé par un succès. Il s'imagine qu'il se répétera dans le temps ou dans d'autres sphères de sa vie. Chaque succès le mobilise davantage et le pousse à se lancer d'autres défis.
- L'interprétation de l'optimiste n'est pas nécessairement plus valide que celle du pessimiste, mais ses effets sont plus intéressants.

Les études tendent à montrer que l'optimiste est moins frappé par la maladie, qu'il vit plus vieux et qu'il a plus de facilité à conserver un réseau social satisfaisant. Les optimistes innovent et se lancent dans des projets malgré de faibles probabilités de réussite. Ce sont eux qui façonnent le monde même si, à l'occasion, ils ont tendance à énerver les pessimistes !

En revanche, l'optimisme béat présente évidemment quelques dangers. Il peut être périlleux, voire malsain, de se lancer dans des combats perdus d'avance. Gardez la pleine mesure de ce que vous faites.

Améliorez votre vision de l'avenir

Avez-vous déjà déclaré (ou voulu dire) à un ami qu'il devrait être plus optimiste et cesser de voir tout en noir ? C'est un conseil plus facile à donner qu'à mettre en pratique. La personne négative est performante dans le négativisme. Il ne sert à rien de lui proposer de se transformer en optimiste, elle ne saurait pas par où commencer !

Pour changer notre manière de voir le monde, il faut agir sur des comportements qui sont plus faciles à modifier. Ce bras de levier, c'est votre façon de vous exprimer, la manière dont vous vous expliquez à vous-même comment fonctionne le monde.

Comme nous l'avons vu, l'optimiste interprète les événements actuels de manière à faire naître en lui la confiance, l'espoir et une certaine exaltation face à l'avenir. Vous pouvez développer cette facette de votre personnalité en changeant la manière dont vous vous exprimez, tant à l'intérieur (avec votre *CA* interne) qu'à l'extérieur (avec les gens avec qui vous entrez en contact chaque jour).

En modifiant votre langage, vous changerez la façon dont vous percevez le monde, ce que vous ressentez et comment vous entrevoyez le futur. Vous pouvez y arriver en adoptant six nouvelles habitudes.

Soyez inclusif

Avez-vous tendance à remarquer davantage ce qui manque dans une situation plutôt que ce qu'elle a d'agréable ? Par exemple, plutôt que d'apprécier le bon pique-nique que vous prenez en famille, vous vous concentrez sur le fait que vous avez oublié le vin ou qu'il fait moins beau que prévu. Au lieu de communiquer ce que vous avez apprécié dans un film au cinéma, vous plaisantez à propos du divorce de l'acteur principal.

La première habitude à développer pour devenir plus optimiste, c'est d'utiliser un langage inclusif. Prenez l'habitude, quand vous décrivez un événement, de mentionner ce que vous avez apprécié et non ce qui manquait pour que votre plaisir soit complet. Si vous n'arrivez pas à adopter un langage entièrement inclusif, assurez-vous de mentionner autant de points positifs que négatifs. Rappelez-vous votre enfance, cette période bénie pendant laquelle vous ne cherchiez pas la petite bête noire dans toutes les situations que vous viviez. Vous pouvez revivre ces moments.

S'il le faut, embauchez un coach. Demandez à une personne que vous connaissez bien de vous faire remarquer comment vous vous exprimez. Demandez-lui de vous le faire remarquer chaque fois que votre langage est exclusif et, chaque fois que cela se produit, reformulez votre propos.

Vous allez trouver cette personne irritante au début. Cependant, après une dizaine de jours, vous aurez acquis de nouvelles habitudes. Ce qui importe, c'est de vous concentrer sur cet objectif.

Trouvez des qualités aux gens qui vous entourent

La manière dont vous traitez les gens qui vous entourent a également un impact sur votre état d'esprit. Dans l'espoir inconscient de vous valoriser, il arrive probablement que vous cherchiez, chez les gens que vous rencontrez, ce qui vous agace.

Pendant un mois, faites le contraire. Trouvez-vous des points communs avec les gens que vous rencontrez. Découvrez des raisons de les complimenter. Abordez-les en supposant qu'ils sont sympathiques. Tentez de découvrir en quoi ils pourraient contribuer à rendre votre vie meilleure et ce que vous pouvez leur apporter.

Vous remarquerez immédiatement que leur attitude à votre égard s'améliorera. Vous les trouverez par ailleurs plus sympathiques. Cela ne tardera pas à avoir un impact sur votre perception du futur ; il est normal d'avoir plus confiance en l'avenir lorsque l'on peut compter sur un réseau solide et solidaire. En voyant les gens qui vous entourent comme des partenaires en puissance, vous réduisez les risques de conflits dans le futur.

Cela ne veut pas dire que vous devez fermer les yeux sur un ennemi potentiel (certaines personnes sont réellement toxiques ou dangereuses) ou sur les faiblesses des autres. Simplement, tentez de percevoir leurs qualités plutôt que de vous concentrer sur leurs côtés négatifs.

Ne vous faites pas peur

Si un membre de votre *CA* intérieur tente de vous faire peur afin de vous pousser à agir, exigez qu'il reformule son énoncé afin de vous présenter un bénéfice possible.

Supposons, par exemple, que vous êtes un homme dans un bar, qu'il est presque minuit et que vous hésitez à accoster une dame visiblement seule. Un membre de votre *CA* intérieur vous dit alors : « Si tu ne lui parles pas, tu vas encore rentrer seul à la maison ce soir, comme un chien. »

Vous constatez combien ce langage peut être démotivant. À moins d'être en politique, vous n'avez pas à susciter la peur pour faire passer votre point de vue. Exigez une meilleure approche, telle que : « Si tu accostes cette personne, tu cours la chance d'apprendre à connaître quelqu'un d'intéressant. » Appréciez la différence !

Quel effet aura cet énoncé reformulé ? Ce n'est pas compliqué : il fera de vous un gagnant, que la dame en question vous réponde par un grand sourire ou qu'elle vous envoie promener. Vous avez couru la chance d'apprendre à la connaître et vous en savez plus sur elle aujourd'hui que vous n'en saviez hier.

Retenez également, particulièrement si vous occupez un poste de gestionnaire ou si vous avez des enfants, qu'un énoncé positif a plus de chance de cheminer dans l'esprit d'une personne que ne le ferait une menace. Personne n'aime être intimidé. La peur entraîne ressentiment et animosité.

Apprenez à accepter les compliments

Vous sentez-vous gêné quand on vous adresse un compliment ou que l'on vous remercie ? Votre réaction est-elle de minimiser votre contribution ? Voici des exemples de telles réponses.

- « Ce n'est rien. C'est mon travail. »
- « Voyons ! C'est juste une vieille robe que j'ai trouvée dans ma penderie… »

Que se passe-t-il quand vous refusez un compliment ou un remerciement ? D'une part, vous faites sentir à la personne qui vous complimente ou qui vous remercie qu'elle ne possède pas de jugement. Ainsi, vous altérez la qualité de votre relation avec elle.

D'autre part, vous réduisez votre valeur. Si c'est votre travail d'avoir aidé cette personne, son remerciement signifie que vous l'avez correctement fait. Si cette robe vous sied bien, peu importe son âge, elle vous embellit. Si la personne s'est donné la peine de vous remercier, c'est qu'elle a apprécié votre intervention.

Recevez ces marques d'appréciation pour ce qu'elles sont : une reconnaissance du fait que vous avez de la valeur aux yeux des autres. Retenez le message et dites simplement merci. L'autre personne sera contente d'avoir partagé son opinion et vous aurez une meilleure estime personnelle. Vous en sortirez tous les deux gagnants.

Dénichez les éléments positifs dissimulés dans les crises

Quand survient une crise ou quand nos projets ne se déroulent pas comme prévu, on recherche souvent un bouc émissaire. Mais est-ce une manière de cultiver l'optimisme ?

Comment réagissez-vous lorsqu'une crise survient ? La majorité des gens attaquent en cherchant quelqu'un à blâmer ou adoptent une position de repli en attendant que la tempête passe. Dans les deux cas, ils interprètent négativement la réalité.

Vous pouvez changer cette attitude néfaste en prenant l'habitude de vous poser les questions suivantes quand un événement imprévu survient :

- Que puis-je apprendre de cette crise ?
- Comment pourrions-nous transformer cette situation embêtante en avantage ?
- Que faut-il faire pour éviter une telle déconfiture la prochaine fois ?

Vous êtes en mesure de tirer des leçons même si vous venez d'être trahi par une personne en qui vous aviez la plus grande confiance. Vous pouvez utiliser un revers de fortune pour vous lancer dans une nouvelle direction. Essayez d'apprendre quelque chose de toutes les crises que vous vivez parce que vous voulez limiter la possibilité de les voir se produire de nouveau.

Ne déprimez pas au moment où surviennent les crises ; celles-ci vous offrent la possibilité d'apprendre, de grandir et de rebondir. Vous savez, si la vie vous a donné des citrons, vous pouvez toujours faire de la limonade. C'est bon, la limonade, non ?

Si vous apprenez ne serait-ce qu'une toute petite chose positive des crises que vous vivez, vous finirez par être reconnaissant envers la vie d'avoir mis ces épreuves sur votre chemin. Elles vous laissent en effet avec une nouvelle vision de la vie qui vous permet de prendre de meilleures décisions et de bâtir de nouveaux projets sur des bases solides. De plus, si vous êtes en mesure de trouver des éléments positifs dans une situation difficile, vous aurez des facilités à faire la paix avec votre passé quand cet événement sera terminé.

Prouvez-vous que vous êtes bon

Rien d'autre que la conviction en ses possibilités de réussite ne peut faire augmenter autant la confiance en soi et, par ricochet, accroître l'optimisme. Or, ce sentiment peut être provoqué très facilement ; vous pouvez y parvenir en quelques étapes.

Fixez-vous des objectifs dans tous les aspects de votre vie. Que souhaitez-vous accomplir dans votre carrière, dans votre couple ou en tant que parent ? Que souhaitez-vous réaliser dans votre communauté ? Quels sont vos objectifs en ce qui a trait à votre paix intérieure ou à votre santé ? Fixez-vous des objectifs qui vous permettent de vous projeter dans l'avenir.

Dotez-vous d'un plan d'action

Par quelles étapes devrez-vous passer pour réaliser ces objectifs ? Pour chaque objectif, dressez un plan détaillé et découpez les étapes en petits morceaux. Le découpage doit être suffisant pour que chaque étape vous conduisant à la réalisation d'un objectif soit relativement facile à mener à terme.

Lancez-vous dans l'action

Entreprenez de réaliser, une à une, les portions d'étapes que vous avez définies. Ne vous laissez pas impressionner par l'ampleur du défi global qui vous attend. Avalez chaque bouchée, une par une, et lancez-vous dans l'action. Vous êtes en mesure de commencer à réussir, dès aujourd'hui.

Félicitez-vous chaque fois que vous réalisez une des étapes

Chaque réussite doit être une petite fête ! Achetez-vous un livre. Prenez un après-midi de congé. Demandez à votre conjoint un massage mérité. Faites en sorte d'être récompensé pour ce que vous venez de réaliser.

En fêtant votre progression, vous démontrez que vous avez le talent nécessaire pour mener vos projets à terme. Vous vous prouvez à vous-même que vous n'avez pas à craindre l'avenir puisque vous pouvez compter sur un partenaire solide : vous-même ! Votre feuille de route témoigne de votre capacité à changer les choses et à atteindre les résultats que vous visez.

Clé n° 8

Le langage positif constitue la huitième clé de la résilience. En entretenant un langage positif, vous influencez la manière dont vous interprétez les événements et vous arrivez à accroître votre optimisme.

Comment peut-on devenir plus optimiste en modifiant simplement son langage ? L'être humain est complexe. Prenons, par exemple, la relation qui existe entre le sentiment de bonheur et le sourire. Il semble normal de penser que, lorsque nous sommes heureux, nous sourions. C'est la raison pour laquelle nous pouvons supposer qu'il existe un commutateur interne qui déclenche le sourire quand nous sommes de bonne humeur.

Désormais, efforcez-vous de sourire quand les choses vont moins bien que vous ne le voudriez. Vous le remarquerez immédiatement : votre humeur s'améliorera. La relation entre le sourire et votre état d'esprit n'est pas unilatérale. Ce n'est pas la bonne humeur qui déclenche le sourire : ces deux éléments influent l'un sur l'autre.

C'est la même chose pour le langage positif. Vous pourriez croire qu'il vient de lui-même quand une personne connaît le succès et qu'elle se sent dans un état d'esprit positif. Vous avez raison. Toutefois, ce qui vaut la peine d'être remarqué, c'est que l'optimisme se présente quand on adopte un langage positif. Dans ce cas aussi, la relation est bilatérale.

Rappelez-vous l'équation du bonheur (SB = NNB + C + FC) que nous avons traité au chapitre précédent. En utilisant un langage positif, vous faites croître la variable FC de l'équation. Vous développez un sentiment de bonheur durable, vous devenez plus résilient.

Chapitre

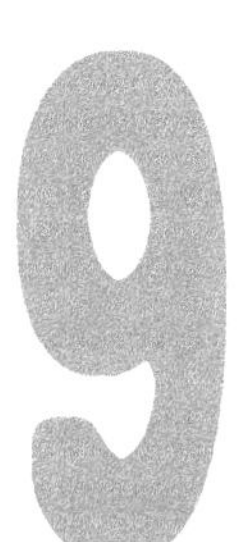

Déconnectez... et accueillez le stress

« Mauvaise nouvelle si vous ne ressentez aucun stress : vous êtes mort ! »

Loretta Laroche.

« The good old days weren't always good.
And tomorrow ain't as bad as it seems. »

Billy Joel.

Des amis s'étant invités pour le dîner un peu plus tôt dans la journée, je suis sur le point de commencer ma fameuse recette de gibelotte de poisson des îles de Sorel (si vous la voulez, visitez sans plus tarder le site Web du Festival de la gibelotte : http://www.festivalgibelotte.qc.ca). Au moment de me mettre à l'œuvre, je remarque que je n'ai plus de bouillon de bœuf. Est-ce que je m'énerve ? Non. Après tout, le supermarché est à moins d'un kilomètre de la maison.

Je saute dans la voiture et pars en direction du centre commercial Charpentier. Je remarque un espace de stationnement vide près de la porte, mais un autre conducteur me coupe la route impoliment et y gare sa voiture. De nouveau, est-ce que je m'énerve ? Non.

Je trouve une autre place (au fond du parking) et j'entre dans le supermarché. Je trouve rapidement le bouillon de bœuf et me dirige vers les caisses. Je vois qu'il n'y a qu'une personne à la caisse n° 4 (une dame âgée poussant un chariot à moitié vide) ; je me place derrière elle.

Dès que la caissière termine de passer au lecteur optique les articles que la dame a achetés, celle-ci entreprend de fouiller dans son sac pour en sortir les bons de réduction qu'elle y a placés, mais la recherche n'en finit plus ! Est-ce que je m'énerve ? Un peu. Toutefois, je m'efforce tout de même de sourire.

Après avoir trouvé ses coupons, la dame sort son billet de Loto. Je réalise que je suis prisonnier. Prisonnier d'un manège qui va durer une éternité. Je sais que la caissière devra vérifier si les billets sont gagnants, qu'elle remettra ses gains à la dame et que celle-ci achètera ensuite des billets à gratter ou un billet de Loto. Je suis piégé. Est-ce que je m'énerve ? Oui ! Je change de caisse et je me rends compte que si je n'arrive pas à modifier mon état d'esprit, je vais passer une soirée misérable.

Le stress est une bonne chose !

Êtes-vous du genre à vous inquiéter à propos de l'avenir ? Si c'est le cas, je vais immédiatement mettre un terme à vos questionnements : si vous n'avez pas d'accident grave, vous allez vieillir, tomber malade et mourir. C'est tout ! Le suspense est levé !

Cela signifie-t-il que vous ne pouvez pas modifier votre avenir à court terme ? Pas du tout ! Si vous agissez maintenant, tout est possible. Maintenant que vous savez ce que vous réserve le futur, laissez-moi vous révéler que vous ne pouvez plus rien changer à votre passé. Vos erreurs, tout comme vos réussites, font à jamais partie de l'histoire. Les répétitions n'existent pas dans la vie. Vous ne pouvez pas reprendre une scène qui n'est pas à votre goût. Chacune n'est jouée qu'une seule fois.

Cela indique-t-il que vous ne pouvez réparer les erreurs passées ? Pas du tout. Si vous agissez maintenant, vous pouvez le faire. Les crises, les interruptions et les événements imprévus qui vous assaillent chaque jour vous incitent à agir immédiatement. Vous avez tendance à penser que ces événements sont générateurs de stress, mais ce n'est pas le cas. Ils personnifient la vie. Le stress est ce que vous ressentez lorsque vous réagissez négativement face à ce qui se passe autour de vous. C'est ce que vous éprouvez quand vous préféreriez pouvoir vivre vos journées en mode automatique, sans avoir à trop réfléchir.

Ces crises, ces interruptions et ces événements imprévus, s'ils se produisent en quantité limitée, devraient vous rappeler que vous êtes vivant et que vous pouvez agir maintenant si vous souhaitez faire avancer vos projets et profiter de la vie. Si vous n'agissez pas, la tension augmentera jusqu'au moment où vous n'en pourrez plus. À ce moment-là, vous vous déclarerez stressé.

Nous possédons tous un seuil au-delà duquel le stress s'empare de nous. Quand cela se produit, nous cessons de réfléchir et nous transférons le contrôle de notre corps à une partie primitive de notre cerveau qui ne connaît que trois actions possibles : fuir, attaquer ou rester figé. Rien ne démontre que ces réactions amélioreront notre estime personnelle ou notre réputation.

Le témoignage de l'auteur

Si j'avais choisi la fuite, j'aurais laissé le bouillon de bœuf sur le comptoir, aurais contourné la cliente âgée et serais rentré à toute vitesse chez moi.

Le problème, c'est que je n'aurais pas eu de bouillon pour préparer ma gibelotte et que je me serais senti un peu ridicule une fois à la maison.

J'aurais pu faire une scène à la caissière ou, mieux encore, à cette cliente qui souhaitait acheter ensuite des billets de loterie. J'aurais pu lui dire qu'elle ne respectait pas les gens qui attendaient derrière elle, qu'elle aurait dû faire ses courses quand je n'étais pas au supermarché, qu'elle m'énervait avec ses rabais et que son parfum, jumelé aux arômes de naphtaline qui émanaient de ses vêtements, me donnait la nausée. Après cette crise, je me serais peut-être senti mieux pendant quelques secondes. Mais, que se serait-il passé ensuite ? Ma soirée aurait assurément été gâchée.

Le sang-froid, ça s'apprend

Que pouvez-vous mettre en œuvre pour éviter de vivre en mode automatique ? Deux options s'offrent à vous : apprendre à réagir aux événements avant que la tension ne s'accumule ou rehausser votre seuil de tolérance.

Si vous ne choisissez pas une de ces solutions, vos journées seront inévitablement entachées par la manière négative dont vous vivez les événements qui colorent votre vie. Vous éprouverez des difficultés à apprécier le présent et vous subirez les principaux inconvénients du stress : affaiblissement du système immunitaire, irritabilité, insomnie, difficulté à se concentrer, impuissance, etc.

Vous est-il déjà arrivé de regretter votre réaction face à une situation donnée ? de regretter certaines paroles ou certains gestes accomplis automatiquement ?

Ne parlez pas trop vite, pesez vos mots

Quand votre collègue vous a invité à dîner dans un restaurant végétarien, vous avez supposé qu'il vous trouvait gros et n'avez pu vous empêcher de lui exprimer que vous n'aviez aucune envie de manger en sa présence.

L'incident s'est déroulé il y a moins de cinq minutes et, déjà, vous regrettez vos propos.

Quand votre conjointe vous a parlé de ce nouveau collègue qui semble très compétent, vous avez compris qu'elle songeait à vous tromper et vous avez explosé de colère. Néanmoins, vous vous en voulez.

Vous ne disposez pas toujours de vingt minutes de réflexion quand vous êtes en interaction avec les autres. Si vous n'arrivez pas à réagir au stress en temps réel, vous risquez de commettre des gestes que vous regretterez amèrement par la suite.

Vous travaillez au service à la clientèle dans un commerce. Un acheteur, qui souhaite annuler une transaction, vous accuse de l'avoir forcé à acquérir ce produit et d'être un vendeur pressant. Cette accusation vous met en colère parce que vous vous rappelez, au contraire, que c'est lui qui désirait ardemment conclure cette vente. Vous auriez envie de le mettre à la porte.

Comment pouvez-vous agir pour réduire votre stress à cet instant précis ? Nous utiliserons cet exemple, et celui de l'introduction, pour présenter six techniques utiles.

Recentrez-vous

Se recentrer, c'est reprendre conscience de l'endroit où l'on se trouve et de la personne que l'on est. Vous y parviendrez en suivant une séquence en trois temps.

Commencez par vous mettre debout, les pieds parallèles et les jambes légèrement écartées. Imaginez que vos pieds sont plantés dans la terre, une source très importante d'énergie.

Tenez-vous droit et respirez profondément. Vous sentirez alors une partie de l'énergie terrestre vous envahir. Elle pénètre par les pieds et se propage dans tout votre corps. Bombez la poitrine à mesure que vous la sentez.

Réalisez que vous faites partie du monde, mais que vous êtes distinct des autres personnes qui le peuplent. Maintenant que vous vous êtes recentré, vous êtes en meilleure position pour faire face à l'événement qui vous stresse. Cela vous semblera laborieux au départ mais, avec le temps, vous arriverez à vous recentrer si rapidement que cela sera imperceptible pour les gens qui vous font face.

En vous recentrant, vous reprenez conscience du fait que vous êtes un individu en interaction avec le monde. Vous retrouvez également votre niveau d'énergie et, en vous réoxygénant le cerveau, vous augmentez votre capacité à faire face à une crise.

Jouez les analystes

Oubliez que vous êtes un des protagonistes de votre vie et demandez-vous comment un observateur percevrait la scène. Décrivez-la objectivement en vous mettant à sa place.

Alain pensait avoir choisi une caisse où il pourrait passer rapidement. Il s'est placé derrière une cliente qui est lente à débarrasser son chariot. La caissière n'y est pour rien.

Le client indécis est malheureux. Pour se remonter le moral, il a acheté le produit en question, mais, après avoir constaté que ça ne le rendait pas heureux, il souhaite que le commerçant le reprenne. Pour faire valoir son point de vue, il laisse entendre que le vendeur l'a forcé à acheter.

Vous constaterez qu'en jouant les analystes vous adoptez un ton plus factuel, plus objectif. La colère n'a aucune place. L'analyste ne se sent jamais personnellement attaqué par les acteurs de la scène ; il se contente d'étudier ce qui se passe.

Questionnez-vous sur l'émotion ressentie

Prenez quelques instants pour vous ouvrir sur vous-même et découvrir l'émotion qui vous habite en ce moment. Demandez-vous si cette émotion est en lien avec ce qui se produit en ce moment précis. Pour cela, rappelez-vous ce qui est à l'origine des émotions. Nous avons couvert ce sujet dans le premier chapitre.

- Je me sens en colère envers cette cliente. Or, ce sentiment tire son origine dans la perception que j'ai été brimé (voir tableau, page 16). Pourquoi ? Parce que j'ai l'impression que je dois passer en premier à la caisse ? Parce que je sens que la dame agit ainsi exprès pour me faire attendre ? Je vais attendre en respirant calmement.
- Je me sens anxieux. Pourquoi ? Je crains que cet épisode ne me mette en retard dans la préparation du repas. Est-ce vraiment grave ? Pas du tout ! Mes amis et moi boirons une bouteille de vin avant de passer à table, c'est tout !
- Je me sens coupable de ne pas avoir pensé au bouillon de bœuf quand je suis passé acheter le poisson. Je dois me dire que j'ai le droit à l'erreur et que je vais la réparer.
- Je me sens irrité ; cela sous-tend que je me sens brimé. Quelle peut en être la cause ? Ah oui ! Ce client met mon professionnalisme en doute. Je ne peux pas le laisser faire !

En vous interrogeant sur la cause de l'émotion ressentie, vous pouvez décider de son bien-fondé. Cela vous permet d'y mettre un terme si vous concluez que votre réaction est trop importante par rapport à la réalité. Vous êtes étonné que l'on puisse décider du bien-fondé d'une émotion et y mettre un terme ? Après tout, nous sommes des humains, pas des machines, pensez-vous. Cette argumentation est pourtant à la base de la théorie cognitive comportementale. En effet, en déterminant cognitivement qu'une émotion n'est pas fondée, elle disparaît d'elle-même. Voici un exemple proposé par Arthur Freeman.

Un exemple de la théorie cognitive comportementale, délivré par Arthur Freeman

Vous vous rendez à la pharmacie d'un laboratoire pour obtenir des médicaments. Au moment d'entrer, vous êtes légèrement bousculé par un homme qui vous dépasse et qui se dirige vers le comptoir. Vous fulminez parce qu'il aurait dû respecter le fait que vous étiez arrivé en premier. Vous ressentez de la colère mais vous prenez quand même place derrière lui.

Vient ensuite votre tour. Au moment où vous approchez du comptoir, la pharmacienne regarde l'homme partir et dit : « Pauvre gars. Son bébé est malade et il va bientôt mourir. Mais, il court quand même pour venir chercher ses médicaments. »

Ainsi, votre sentiment de colère s'efface parce que vous admettez le fait que l'homme avait raison d'être pressé. L'acceptation du bien-fondé de son geste fait disparaître le sentiment d'avoir été bafoué.

Questionnez-vous sur les répercussions possibles

Quel effet la situation actuelle aura-t-elle si vous la tolérez ? En répondant à cette question de la façon la plus réaliste possible, vous êtes en mesure de choisir la réaction la plus appropriée. Si l'impact probable est faible, pourquoi faire une scène ou pourquoi vous sentir coupable ?

Cela ne signifie pas que vous deviez absolument mettre des lunettes roses et accepter tous les comportements. Si un événement vous met en danger ou si vous vous sentez bafoué, vous devez réagir. Par exemple, le vendeur pourrait demander au client : « Êtes-vous sérieux ? Soutenez-vous vraiment que je vous ai obligé à acheter cet article ? »

Ce qui importe ici, c'est de mesurer les répercussions potentielles de la manière la plus réaliste possible. Si elles sont négligeables, n'en faites pas tout un plat. Si elles sont importantes, exprimez-vous.

Occupez votre esprit à autre chose

Si votre écran géant intérieur présente des images qui font naître en vous des émotions hors de proportion avec la situation en cours, détournez votre attention en vous occupant à autre chose.

Fermez les yeux un instant et revivez un moment que vous avez particulièrement apprécié. Ce sera peut-être un dîner récent entre amis ou vos dernières vacances au soleil. Projetez ces images sur votre écran géant intérieur. Imposez-vous ce changement de programmation. Vous ne tarderez pas à ressentir les émotions qui vous animaient au moment de ce dîner ou de ce séjour sous les tropiques.

Vous pouvez jouer au petit bac. Choisissez une catégorie (les prénoms, les fleurs, les marques de voitures, etc.) et, en commençant par A, trouvez des mots débutant par chaque lettre. Ainsi, avec les prénoms : Antoine, Barnabé, Claudette, Diane, Éric, Frédéric, Gaston, Hugo, Isabelle, Jacques, Karine, Luc, Marie, Nanette, Olivier, Philippe, Quentin, Raoul, Stéphanie, Thibaud, Ursula, Valérie, Walter, Xavier, Yannick, Zoé.

Vous pouvez pratiquer vos tables de multiplication ou réciter un poème que vous appréciez et que vous avez appris par cœur. J'aime bien, pour ma part, le monologue de Don Diego dans *Le Cid* ou le poème « Desiderata » de Max Ehrmann.

Vous pouvez visiter mentalement une maison que vous avez habitée étant jeune et dans laquelle vous vous sentiez bien. Revoyez toutes les pièces et le mobilier. Ouvrez les armoires de cuisine et les placards. Jetez un coup d'œil par la fenêtre. Descendez au sous-sol et constatez que, dans votre esprit, rien n'a changé.

Ne perdez pas de vue vos valeurs

Si vous vous sentez soudainement stressé sans pouvoir en déterminer la cause, questionnez-vous sur ce que vous êtes en train de faire en ce moment : peut-être êtes-vous en train d'agir en opposition avec une valeur importante pour vous. Par exemple, si l'honnêteté est une vertu à vos yeux et que vous êtes en train d'inventer un mensonge pour décliner une invitation, réfléchissez à ce que vous allez faire. Si l'amitié revêt un caractère essentiel pour vous et que vous êtes en train de révéler à quelqu'un une confidence faite par une amie, réfrénez-vous.

Dans le doute, dressez l'inventaire de vos valeurs et comparez-les avec vos agissements en cours. La source de votre stress deviendra alors peut-être beaucoup plus claire.

Rehaussez votre seuil de tolérance

Il est possible de devenir plus tolérant face aux événements susceptibles de déclencher du stress. La manière la plus simple d'y arriver consiste à réduire leur occurrence. Par exemple, si une personne vous exaspère, vous pouvez limiter vos contacts avec elle. Si vous n'êtes pas fait pour un type d'emploi, vous pouvez rechercher un secteur d'activité qui correspond mieux à vos compétences et à vos valeurs.

Vos habitudes de vie importent également. Si vous dormez suffisamment, si vous avez une alimentation équilibrée et si vous faites de l'exercice, votre corps s'en trouvera renforcé et vous serez en mesure de composer avec un stress supérieur à celui qui vous met hors de vous aujourd'hui.

Le plaisir constitue également un antidote au stress. Laissez-vous entendre que vous connaîtrez le plaisir un jour, quand vos enfants seront grands, quand votre maison sera remboursée, quand... Mauvaise nouvelle pour vous si c'est votre cas : si vous êtes incapable d'éprouver du plaisir chaque jour, vous n'en ressentirez jamais ! Oubliez le mythe de la terre promise. Ce n'est pas demain ni dans un futur incertain que vous devez vous amuser. C'est aujourd'hui. Voici quelques suggestions qui vous aideront à éprouver du plaisir.

- Prévoyez du temps, chaque jour, pour une activité que vous appréciez. Ce peut être une marche au parc pendant l'heure du déjeuner, la lecture d'un roman ou la location d'un film le soir. Le simple fait de vivre, pendant quelques minutes, une activité que vous appréciez augmentera dans votre cerveau la présence de certains neurotransmetteurs qui accroissent votre résistance au stress.
- Abonnez-vous à un service Internet qui vous fera parvenir une bonne blague chaque jour. Si vous pouvez rire, vous augmentez votre résistance au stress.
- Faites comme si. Si vous devez participer à une soirée à laquelle vous n'avez aucune envie de vous présenter, faites comme si c'était un plaisir pour vous. Imaginez-vous jouant un rôle. Vous allez remarquer que, finalement, les gens seront bien plus chaleureux à votre égard et il est même possible que vous appréciiez votre soirée.

Vous pouvez également amener votre vie dans des directions qui vous permettront de ressentir du plaisir. Nous traiterons de cet aspect au chapitre 10.

Clé n° 9

La capacité de se contrôler est la neuvième clé de la résilience. Le contrôle de vos réactions face aux événements susceptibles de vous faire ressentir du stress, jumelé à cette autre clé de la résilience qu'est l'objectivité, vous évitera de trop réagir ou de réagir trop froidement si un événement stressant survient. Vous garderez ainsi la capacité de vous protéger en cas de danger, mais vous n'attaquerez pas indûment en exagérant la menace que représente une personne.

Le contrôle de ce qui est présenté sur votre écran géant intérieur, quand vous êtes en état de stress, vous permet également de ne pas succomber à la panique, de ne pas jouer les victimes ou de ne pas développer de ressentiment envers des personnes qui ne le méritent pas. En tant que président de votre conseil d'administration intérieur, vous avez un droit de regard sur la programmation.

Le contrôle peut également s'appliquer à votre avenir. Avez-vous l'impression d'être aux commandes de votre vie ? Si oui, vous devez avoir une idée assez précise de l'endroit où vous souhaitez vous rendre. Que voulez-vous réaliser ? Si vous ne vous êtes pas fixé d'objectifs, les événements, les crises et les interruptions détermineront ce que vous faites de vos journées. Si vous vous dotez d'objectifs et que vous contrôlez mieux vos réactions aux événements qui vous agressent, vous serez toujours capable de redresser la barre même si vous vous sentez déstabilisé quelques instants. Vos objectifs deviendront le Nord magnétique qui vous permettra de reprendre votre chemin une fois la crise résorbée.

Voici quelques objectifs que des personnes rencontrées durant des conférences m'ont récemment communiqués :

- obtenir un MBA d'ici cinq ans ;
- obtenir une promotion d'ici le départ à la retraite de mon supérieur ;

- endurer mon emploi d'ici l'obtention des diplômes de ma fille ;
- quitter le foyer familial (et échapper à la violence) d'ici six mois.

Attention ! Contrôler sa vie n'implique pas de ne plus avoir besoin des autres ou chercher à réussir individuellement sans l'apport d'amis ou de professionnels. Les personnes qui pensent que demander de l'aide dénote de la faiblesse ont tort, tout comme celles qui pensent que se tourner vers un autre en situation de crise suppose que l'on a perdu le contrôle de sa vie.

Au contraire, reconnaître quand on a besoin d'aide pour atteindre ses objectifs ou pour traverser une période difficile est un signe de maturité. Être aux commandes de sa vie ne signifie pas qu'on perde son humilité.

Contrôler sa vie ne signifie pas contrôler celle des autres. Ceux qui vous entourent ont aussi le droit de posséder des rêves, même si ceux-ci ne sont pas nécessairement les vôtres. Ils peuvent certes vous aider, mais ne doivent pas devenir des outils que vous utiliseriez à leurs dépens pour faire progresser vos projets. Ce ne sont pas des pantins !

Contentez-vous de contrôler votre allié le plus précieux : vous-même. Vous pourrez ensuite demander l'appui des autres.

Chapitre 10

Enrichissez votre vie

« La vie, tu sais, ça s'apprend au dehors. »

Serge Lama.

« Vivre, vivre, c'est ma dernière volonté. »

Alice Dona.

En 1940, Viktor Frankl travaille sur un projet de livre qui doit s'intituler *Le docteur et l'âme*. Il vient tout juste d'être nommé chef des services neurologiques de l'hôpital Rothschild, le seul hôpital pour juifs de Vienne sous le régime nazi.

Frankl se marie en 1942, mais, en septembre de la même année, il est arrêté et expédié au camp de concentration de Theresienstadt, en Bohème.

Son épouse, son père, sa mère et son frère font également partie du voyage. Son père meurt de faim. Sa mère et son frère sont tués à Auschwitz en 1944. Son épouse meurt à Bergen-Belsen en 1945.

Pendant le transfert à Auschwitz, son manuscrit, qu'il a cousu à l'intérieur de son manteau, est découvert et détruit. Peu de temps après, la fièvre typhoïde s'empare de lui. Frankl se maintient en vie en réécrivant son livre sur de petits morceaux de papier volés et en analysant ce qu'il voit autour de lui.

Libéré en avril 1945, il fait publier son livre avant de se lancer dans l'écriture d'un autre dont il a eu l'idée pendant son séjour en camp de concentration. Dans ce livre, intitulé *Découvrir un sens à sa vie avec la logothérapie*, Frankl tente de comprendre pourquoi, dans ces camps, certaines personnes survivaient, tandis que d'autres se laissaient mourir. À son avis, les prisonniers qui avaient espoir de retrouver les leurs, qui avaient en tête des projets à réaliser ou qui possédaient de grandes convictions religieuses avaient davantage de chances de survivre que les autres. En fait, ceux qui survivaient étaient ceux qui pouvaient donner un sens à leur vie.

« C'est un trait particulier de l'homme, écrit-il, *de ne pouvoir vivre qu'en envisageant le futur. C'est là que se trouve son salut dans les moments les plus difficiles de son existence, malgré le fait qu'il doive quelquefois obliger son esprit à y arriver. J'ai réussi à me distancier de mes souffrances quotidiennes en me projetant dans l'avenir et en me voyant donnant des conférences sur mon expérience dans les camps. »*

Pour devenir résilient, il est nécessaire de donner un sens à sa vie. Il faut avoir une raison de se lever chaque matin et des objectifs à long terme.

Pourquoi voir petit ?

Pour être en mesure de se projeter dans l'avenir et de trouver un sens à sa vie, il faut multiplier les occasions de se découvrir soi-même. Il est impératif de sortir de son cocon et de prendre conscience des cadeaux que l'univers peut nous offrir. Pour cela, il convient d'enrichir sa vie.

Trop de gens se contentent d'une vie étroite. Ils se lèvent le matin et partent au travail sans grand enthousiasme. Ils travaillent toute la journée en faisant le minimum nécessaire pour conserver leur emploi, rentrent chez eux le soir et se plantent devant la télévision jusqu'à l'heure du coucher.

Si vous leur demandez ce qu'ils aiment dans la vie, ils ne le savent pas. Si vous tentez de découvrir leurs projets d'avenir, vous apprenez qu'ils n'en ont pas. Si un génie se présentait à eux aujourd'hui et qu'il leur demandait de faire trois souhaits, ces personnes ne sauraient pas quoi demander. Elles en sont incapables, car leur vie est trop étroite. Leur champ de vision est limité. Elles ignorent qu'elles pourraient réaliser et vivre davantage de choses.

Pour développer une vision d'avenir, il faut tout d'abord savoir qu'il est possible d'en attendre davantage de la vie. Il est également indispensable de connaître ses forces et ses faiblesses.

Il est impossible de découvrir qu'on peut attendre bien plus si l'on se contente de peu. Imaginez que vous ayez passé votre vie dans une caverne et qu'au matin de votre majorité, le chef du clan vous demande ce que vous ferez désormais. La seule réponse qui vous paraîtra possible aura un lien avec la caverne. Vous ne pourrez aspirer à autre chose parce que vous ignorez qu'il existe un monde hors de l'endroit où vous avez vécu.

Pour élaborer des projets, vous devez prendre conscience du monde qui vous entoure et de ses possibilités. Vous avez besoin d'apprendre à connaître des personnes qui pourront vous aider à réaliser vos rêves une fois que ceux-ci auront germé en vous.

Il est également impossible de bien vous connaître tant que vous n'êtes pas entré en contact avec le monde. Si vous n'avez jamais dû faire face à une crise, vous ne pouvez pas connaître votre résistance au stress. Si vous n'avez pas eu à parler en public, vous ne pouvez que deviner vos aptitudes en ce domaine. Si vous n'avez jamais eu la chance de donner de votre temps pour une bonne cause, il est fort probable que vous ignoriez complètement ce que vous pouvez en retirer et que vous trouvez ceux qui le font complètement gâteux.

Une vie riche vous permet de vous éveiller au monde en vous offrant l'occasion de découvrir à la fois ce que vous pourriez réaliser et ce pour quoi vous avez le plus de talent. C'est un état qu'il vaut mieux découvrir le plus tôt possible. Ainsi, vous êtes davantage en mesure d'en profiter.

Une vie riche et comblée

Comment pouvez-vous enrichir votre vie dès aujourd'hui ? Tout simplement en combattant l'envie de vous replier sur vous-même. Quelques moyens sont à votre disposition.

Ouvrez-vous aux autres et laissez-les s'ouvrir à vous

Multipliez-vous les contacts ou vous cachez-vous chaque fois que vous auriez la possibilité de rencontrer des inconnus ? Arrivez-vous à vous ouvrir en partageant vos sentiments avec vos proches ? Écoutez-vous vos proches pour mieux comprendre ce qu'ils ont sur le cœur et réagir en fonction de ce que vous avez ressenti en les entendant ? S'ouvrir aux autres, c'est évidemment devenir vulnérable et risquer d'être blessé par la suite. C'est la raison pour laquelle certaines personnes fuient les relations intimes. Elles tentent ainsi de se protéger mais, de cette manière, elles appauvrissent leur vie.

Aujourd'hui, souriez à quelqu'un dans l'ascenseur et, si vous vous sentez vraiment téméraire, souhaitez-lui une bonne journée quand les portes s'ouvriront. Appelez un ami dont vous n'avez pas eu de nouvelles depuis des années et demandez-lui ce qui se passe dans sa vie. Ce soir, au dîner, éteignez la télévision ou la radio et demandez aux membres de votre famille de vous parler de leur journée. Remerciez les gens qui vous rendent la vie plus facile et, si vous vous rendez compte qu'une personne vit une journée difficile (la caissière de votre supermarché, par exemple), souriez et faites preuve d'encouragement à son égard.

Vous pouvez également vous ouvrir aux autres sur votre lieu de travail. Complimentez un collègue pour la qualité de son travail ou pour le choix de ses vêtements. Saluez les gens dont vous simulez habituellement l'invisibilité. S'il y a un nouvel employé, faites-lui visiter les lieux et présentez-le aux membres de l'équipe. Prenez votre pause avec une personne que vous connaissez peu.

Continuez d'apprendre

Que rêviez-vous de faire quand vous étiez enfant ? Devenir artiste peintre ? champion de karaté ? Pourquoi ne pas revenir aux sources de votre passion en vous replongeant dans l'apprentissage de cet art ou de ce sport ? Les services municipaux de votre ville offre une somme d'activités : profitez-en pour vous réinvestir dans une passion reléguée aux oubliettes depuis trop longtemps. Cette activité vous permettra également d'entrer en relation avec des personnes qui partagent vos intérêts.

Ne vous dites surtout pas que les activités extraprofessionnelles ne servent à rien et qu'elles ne vous sont d'aucune aide dans votre emploi ! Une activité peut être valorisante sans être nécessairement rémunérée. De plus, vous ne savez jamais où la vie peut vous mener. Je faisais partie d'un atelier d'écriture depuis plus de cinq ans avant de penser sérieusement à devenir auteur (j'ai publié des dizaines de livres depuis). Tenez-vous prêt quand le destin vous fera signe.

Renouvelez votre carte de lecteur de la bibliothèque municipale

Si cela fait longtemps que vous n'avez pas mis les pieds dans une bibliothèque, il est temps d'aller y faire un tour ! Vous y découvrirez des œuvres inspirantes, des guides informatifs, des cédéroms, les derniers magazines traitant des sujets les plus variés et même des CD et des DVD. Promenez-vous dans les rayons, feuilletez les articles qui attirent votre regard. Vous vous découvrirez peut-être un intérêt que vous ne vous connaissiez pas.

Prenez des risques

Devenez membre d'une association dont la mission vous tient à cœur. Essayez un nouveau restaurant, créez une petite entreprise, faites ce premier saut en parachute dont vous rêvez depuis si longtemps, engagez-vous en politique. Inscrivez-vous à un concours de nouvelles amateur, rédigez une lettre d'opinion et faites-la parvenir au courrier des lecteurs de votre journal favori.

Tenez-vous au courant de l'actualité

Vous tenir informé vous permettra de développer une vision personnelle de la société et d'avoir plusieurs sujets en tête quand vous tenterez d'entrer en contact avec quelqu'un.

Ce qui importe, c'est de vous ouvrir aux réalités auxquelles vous êtes resté hermétique à ce jour. Cela vous permettra de comprendre rapidement et de réagir de manière appropriée aux situations auxquelles vous êtes confronté. Votre réceptivité au changement s'améliorera également et, aujourd'hui, une telle ouverture constitue un véritable avantage.

Enrichir sa vie en rendant service

Depuis quelques années, les gens ont oublié qu'ils font partie d'une grande communauté. En fait, nous sommes bien plus seuls aujourd'hui que nous l'étions il y a trente ans.

Il y a trente ans, les magasins étaient fermés le dimanche. Au lieu de jouer aux consommateurs, les citoyens se rendaient visite et se tenaient au courant de la vie de leurs proches. Aujourd'hui, ils ont de la chance s'ils se croisent au centre commercial, et si cela arrive, souvent, ils feignent de ne pas se voir. Ils n'ont pas le temps de s'arrêter quelques minutes pour discuter.

Dans les années 1970, les parents ne se tournaient pas vers l'État pour faire garder leurs enfants. La mère, la famille ou l'entourage les prenaient en charge pendant que le père était au travail et les voisins s'entraidaient. Aujourd'hui, l'État a remplacé le voisinage.

Il y a une trentaine d'années, l'endettement par ménage était inférieur à celui d'aujourd'hui. Les gens ne se sentaient pas constamment sollicités par la société de consommation et ne se sentaient pas obligés de sacrifier leur vie communautaire et de s'acharner au travail pour joindre les deux bouts.

Nous avons perdu le sens de la communauté. Nous n'avons plus le sentiment de faire partie d'une collectivité. Nous appartenons maintenant à une société individualiste dans laquelle nous avons l'impression de n'être qu'un pion. Nous avons développé l'impression que nous y perdons si quelqu'un d'autre gagne. Ce qui est tragique, c'est qu'en perdant le sens de la communauté nous avons également dévalorisé l'altruisme et perdu une partie de notre résilience.

Enrichir sa vie, c'est également retrouver le sens de la communauté et réapprendre à rendre service sans attendre quoi que ce soit en retour. Vous avez beaucoup à gagner en agissant ainsi.

Vous remarquez qu'un étudiant de votre classe éprouve des difficultés dans une matière pour laquelle vous êtes particulièrement doué ? Vous lui offrez un peu d'aide et, à l'examen suivant, il vous apprend, le sourire aux lèvres, qu'il croit pouvoir sauver sa session d'examens. Vous vous sentez immédiatement plus fier de vous.

Vous avez donné à la caissière un billet de cinq euros et elle vous remet sept euros en monnaie. Il est visible qu'elle pense que vous lui avez donné un billet de dix euros. Vous lui faites remarquer son erreur et, en vous remettant le montant exact qui vous est dû, elle vous remercie chaleureusement. Vous quittez le commerce plus droit, comme si vous aviez grandi de cinq centimètres dans les deux dernières minutes. Une heure plus tard, vous avez oublié l'incident, mais vous vous sentez très bien.

L'altruisme défie les lois mathématiques. En théorie, donner aux autres devrait vous appauvrir, mais c'est le contraire qui se produit : plus vous aidez, mieux vous vous sentez. L'altruisme a un effet direct sur votre santé et sur le plaisir que vous avez à les côtoyer chaque jour. Cela augmente également votre foi en vos capacités, ainsi que votre estime personnelle. Des expériences ont même prouvé que, lorsque nous nous adonnons à des activités altruistes, notre rythme cardiaque diminue, puis notre niveau d'anticorps augmente et reste à un niveau élevé pendant plusieurs heures.

Quand vous donnez (votre temps, vos talents, votre énergie, votre argent ou toute autre ressource que vous possédez), vous vous élevez un instant au-dessus de votre existence et vous passez dans une autre sphère de l'activité humaine. Vous cessez de vous soucier de vos problèmes personnels et prenez conscience de votre capacité à changer l'existence des autres. Pendant un instant, la peur vous quitte.

Demandez-vous donc ce que vous pouvez faire pour aider les autres et faites-le. Renseignez-vous sur les organismes qui ont besoin de vous et restez à l'affût des besoins des personnes qui vous entourent. Pas besoin d'être Mère Teresa, ni d'inventer un médicament miracle contre le sida. Réalisez ce qui est en votre pouvoir pour faire de votre coin de pays un endroit où il fait bon vivre. Vous ne tarderez pas à ressentir les effets bénéfiques de l'altruisme.

De plus, en vertu de la réciprocité, vous ne tarderez pas non plus à bénéficier personnellement des fruits de vos efforts. Les gens vous apprécieront davantage et vous le feront sentir. Cela aura un effet bénéfique sur votre estime personnelle et sur la perception que vous entretenez de votre capacité à faire évoluer les choses.

Vous aurez davantage confiance en vous, et vous apprécierez le goût du risque. Ne vous en étonnez pas et appréciez ce nouvel état d'esprit. Oui, oui, criez : « Ah ! comme j'aime cet état d'esprit ! » Ne vous inquiétez pas, on ne vous passera pas la camisole de force, vous êtes simplement en train de vous adapter à une vie plus riche.

Clé n° 10

La curiosité constitue la dixième clé de la résilience. C'est un talent qui vous permet de fouiller à l'intérieur de votre environnement pour y trouver ce qui vous permettra d'enrichir votre vie. Cette faculté vous permet de trouver la personne qui sera en mesure de vous aider à réaliser un rêve. Elle constitue aussi une qualité qui vous pousse à comprendre ce qui vous arrive afin de favoriser la répétition des situations heureuses et de diminuer l'occurrence des situations désagréables. Ce pouvoir vous donne les capacités de trouver des éléments positifs dans une situation catastrophique.

On vous a peut-être déjà énoncé, lorsque vous étiez jeune, que la curiosité était un vilain défaut. Rien de plus faux ! Ne pas être curieux, c'est se préparer à vivre dans l'ignorance et passer à côté d'occasions qui nous auraient permis de nous réaliser. C'est davantage le manque de curiosité qui constitue un vilain défaut parce qu'il vous confine dans une vie étroite où vous jouez un rôle de figurant.

Il existe trois façons d'appréhender le monde :

- par la curiosité naturelle, celle qui vous animait lorsque vous étiez enfant ;
- en regardant et en suivant l'exemple de ceux qui vous entourent ;
- en fréquentant les réseaux d'enseignement.

Malheureusement, au moment où vous avez commencé l'école, on vous a probablement fait comprendre que les deux premiers modes n'étaient plus nécessaires et que, dorénavant, le système scolaire vous prenait en charge.

Quel mensonge ! Nul ne peut devenir compétent s'il se fie uniquement à d'autres personnes pour décider de quels savoirs et de quelles compétences il a besoin. Une vie humaine ne peut correspondre parfaitement à un programme scolaire. Vous devez réanimer votre curiosité si vous souhaitez continuer à progresser sur le plan humain. Malgré tous les diplômes accumulés, votre apprentissage n'est pas terminé. Il est même possible que, dans certains aspects de votre vie, il n'ait pas encore débuté.

Ne succombez pas au syndrome du zombie, cet être qui ne se pose pas de questions sur son environnement et sur les gens qui l'entourent. Demandez-vous pourquoi les choses arrivent. Tentez de découvrir ce que vous ne savez pas. Développez des projets d'avenir puis partez à la recherche des ressources qui vous manquent pour les mener à terme (savoirs, compétences, contacts, etc.). Soyez insatiable face aux connaissances qui vous aideront à réaliser vos rêves.

Au fil de vos accomplissements, un nouveau savoir viendra se greffer au plus ancien. Vous serez en mesure de redéfinir votre vision du monde et d'être plus efficace quand vous tenterez d'agir sur lui.

Essentiellement en raison du faible taux de natalité et du vieillissement de la population, l'âge de la retraite est actuellement un grand sujet de débat. En sous-question, on peut se demander : quand les gens deviennent-ils vieux ? La réponse est simple : quand ils perdent leur curiosité !

Conclusion

« Je ne crois pas qu'on puisse déclarer saine d'esprit une personne chez qui on ne trouve aucune maladie psychologique. L'absence de maladie ne suppose pas la santé et l'absence de pauvreté ne suppose pas la richesse. »

Dan Baker.

Je vous ai présenté tour à tour dans ce livre les dix clés de la résilience. Ces clés vous aident à résister aux chocs de la vie sans que vous y laissiez votre énergie, votre joie de vivre ou votre capacité à vous relever. Je vous ai clairement laissé entendre que ces clés sont à la portée de tous ceux qui souhaitent devenir plus résistants et faire grandir leur propension au bonheur. Rappelons-les brièvement.

- La capacité à s'ouvrir.
- La responsabilité.
- Le jugement.
- L'objectivité.
- Le courage.
- La gratitude.
- L'authenticité.
- Le langage positif.
- Le contrôle.
- La curiosité.

La vie paraît injuste mais, dans un sens, elle ne l'est absolument pas ! Elle frappe tout le monde, un jour ou l'autre. L'acquisition des clés de la résilience ne vous mettra pas à l'abri des drames, mais elle vous permettra de rebondir.

Au fil du temps, l'acquisition de ces clés vous permettra de développer un autre atout très utile en temps de crise : le sens de l'humour. Celui-ci vous permet d'avoir une vision synthétique des événements, de découvrir des aspects positifs à la situation la plus noire et de vous distancier des incidents susceptibles de vous faire mal. L'humour vous aide à ne pas craquer.

Que vous soyez riche ou pauvre, l'acquisition des clés de la résilience est à votre portée. Que vous soyez malade ou en bonne santé, que vous fassiez partie d'un groupe minoritaire ou que vous puissiez compter sur le soutien de la majorité, vous pouvez devenir plus résilient. Il suffit de commencer, dès maintenant.

Au moment où j'écris ces lignes, l'acteur canadien Michael J. Fox vient de sortir son autobiographie. Multimillionnaire et vedette, entre autres, de la série de films *Retour vers le futur*, Fox a dû abandonner sa carrière avant d'avoir atteint l'âge de trente ans à cause de la maladie de Parkinson. Quel titre a-t-il donné à son autobiographie, pensez-vous ? *La Chance de ma vie.* Eh oui ! Parce qu'il sait maintenant que la maladie lui a permis de quitter une vie superficielle, vide et inutile.

Fox a découvert un point positif dans la maladie qui s'est emparé de lui. Il a préféré trouver comment il pourrait grandir dans cette épreuve et a choisi de reprendre contact avec ses véritables valeurs ; il a fait preuve de résilience.

Vous avez sans doute envie de développer certaines des dix clés de la résilience. C'est une excellente idée, mais comment faire ? Une bonne manière de vous lancer serait de consacrer chacune des dix prochaines semaines au développement de ces dix clés, puis de recommencer. La semaine prochaine pourrait ainsi être consacrée à votre capacité à vous ouvrir, la semaine suivante à la prise en charge de votre *CA* intérieur (ce que nous avons appelé la responsabilité), etc.

Au fil des semaines, vous remarquerez que votre sentiment de peur diminuera et que les images projetées sur votre écran géant intérieur seront de plus en plus positives. En même temps, vous constaterez que vous aurez encore de l'énergie à la fin de vos journées et que la qualité de vos relations s'améliorera. Ne vous en étonnez pas, vous commencerez seulement à ressentir les effets de la résilience.

Vous découvrirez également que votre interprétation des événements changera. Ce qui vous atterrait dans le passé deviendra source d'enseignement et ce qui vous laissait paralysé vous fera plonger dans l'action. Ce sera le signe que vous devenez plus fort.

Si vous souhaitez aller plus loin par la suite et influencer votre environnement sans vous faire manipuler par ceux qui vous entourent, lisez *Vivre consciemment*, le complément naturel du livre que vous tenez entre vos mains. Ne vous précipitez pas immédiatement en librairie pour en faire l'acquisition ; vous devez acquérir les dix clés avant que ce ne soit nécessaire.

À mesure que vous deviendrez plus résilient, vous vous apercevrez que vos intérêts changeront. Alors que vous aviez tendance à penser à vos besoins personnels et à la protection de vos intérêts, vous vous ouvrirez aux autres et vous vous demanderez comment vous pouvez les aider, eux aussi, à devenir plus résilients. Cela ne se produira pas sans créer plusieurs changements en vous :

- Vous remarquerez que vous vous sentez mieux en aidant d'autres personnes à apprécier davantage la vie et à devenir plus résilientes.
- Vous vous surprendrez à vous sentir plus heureux lorsque vous utiliserez vos forces dominantes, que ce soit pour votre bénéfice ou pour celui d'autres personnes.

- Vous deviendrez plus patient envers ceux qui jouent les martyrs, ceux qui craignent d'enrichir leur vie et ceux qui crient à la catastrophe dès qu'un événement imprévu survient.

Quand vous y serez parvenu, n'hésitez pas à m'écrire pour me confirmer que les objectifs de ce livre ont été atteints. Racontez-moi vos réalisations. Dites-moi ce que vous avez fait pour grandir et pour améliorer la vie de ceux qui vous entourent. Partagez avec moi les peurs dont vous vous êtes débarrassé.

Ces messages se retrouveront peut-être dans un livre qui inspirera d'autres personnes à s'engager dans la voie de la résilience.

Merci d'avance pour elles !

Pour aller plus loin

BAKER Dan et STAUTH Cameron, *What Happy People Know : How the New Science of Happiness Can Change Your Life for the Better*, Rodale Press, 2003.

CALLAHAN John, *Don't Worry, He Won't Get Far on Foot*, Vintage, 1990.

CARSON Richard D., *Apprivoisez votre gremlin : savoir déjouer son saboteur intérieur*, Jouvence, 2001.

DEWOLF Rose et FREEMAN Arthur, *The 10 Dumbest Mistakes Smart People Make and How to Avoid Them : Simple and Sure Techniques for Gaining Greater Control of Your Life*, Harper Perennial, 1992.

EPSTEIN Robert, *The Big Book of Stress Relief Games : Quick, Fun Activities for Feeling Better*, Mc Graw-Hill, 2000.

FOX Michael J., *La Chance de ma vie*, Encre de nuit, 2003.

FRANKL Emil Viktor, *Découvrir un sens à sa vie avec la logothérapie*, Éditions de l'Homme, 2005.

HALLOWELL Edward M. et RATEY John J., *Driven To Distraction : Recognizing and Coping with Attention Deficit Disorder from Childhood Through Adulthood*, Touchstone Books, 1995.

ESPELAND Pamela, KAUFMAN Gershen et RAPHAEL Lev, *Stick Up For Yourself : Every Kid's Guide to Personal Power and Positive Self-Esteem*, Free Spirit Publishing, 1999.

LAROCHE Loretta, *Relax - You May Only Have a Few Minutes Left : Using the Power of Humor to Overcome Stress in Your Life and Work*, Villard, 1998.

Mc CULLOUGH Michael E. et al., *To Forgive Is Human : How to Put Your Past in the Past*, InterVarsity Press, 1997.

OSBORNE Carol, *The Art of Resilience : One Hundred Paths to Wisdom and Strength in an Uncertain World*, Three Rivers Press, 1997.

REIVICH Karen et SHATTÉ Andrew, *The Resilience Factor : 7 Essential Skills for Overcoming Life's Inevitable Obstacles*, Broadway Books, 2002.

RUTLEDGE Thom, Earni*ng Your Own Respect : A Handbook of Personal Responsability*, New Harbinger, 1998.

SAVAGE Elayne, *Ces gens qui se sentent toujours visés : apprendre à dépersonnaliser les situations*, Éditions de l'homme, 2005.

SELIGMAN Martin E. P.,

Apprendre l'optimisme, InterÉditions, 1994.

Le Bonheur authentique, ADA, [s. d.].

SIEBERT Al, *The Survivor Personality : Why Some People Are Stronger, Smarter, and More Skillful at Handling Life's Difficulties... and How You Can Be, Too*, Perigee, 1996.

www.ingramcontent.com/pod-product-compliance
Lightning Source LLC
Chambersburg PA
CBHW071127280326
41935CB00010B/1140

* 9 7 8 2 2 1 2 5 4 1 4 6 5 *